Rudolf Steiner

Von Paracelsus zu Goethe

Der Geist in Natur und Mensch

Zwei öffentliche Vorträge,
gehalten in München am 19. November 1911
und in Leipzig am 12. Oktober 1906

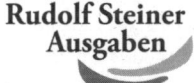

Rudolf Steiner
Ausgaben

Der Wortlaut der in den *Rudolf Steiner Ausgaben* (vorm. Archiati Verlag) gedruckten Vorträge von Rudolf Steiner geht auf die ursprünglichen Klartextnachschriften und Erstdrucke zurück, unter Berücksichtigung der danach erfolgten Veröffentlichungen.

1. Auflage 2013

Herausgeber: Rudolf Steiner Ausgaben
(Monika Grimm, Bad Liebenzell)

Redaktion: Pietro Archiati, Bad Liebenzell

Korrektorat: Dr. Gerhard Hüttig, Schwanewede

Druck: GGP Media GmbH, Pößneck

ISBN: 978-3-86772-318-3

Rudolf Steiner Ausgaben e. K.
Burghaldenweg 37 · D-75378 Bad Liebenzell
Telefon: (07052) 935284 · Telefax: (07052) 934809
anfrage@rudolfsteinerausgaben.com
www.rudolfsteinerausgaben.com

Inhalt

Von Paracelsus zu Goethe
Der Geist in Natur und Mensch

Erster Vortrag
Von Paracelsus zu Goethe

München, 19. November 1911

Sehr verehrte Anwesende!

An einem schönen Septembertag dieses Jahres brachte mich eine Reise nach Zürich, und da der Tag zur freien Verfügung stand, wurde beschlossen, nach Maria-Einsiedeln zu gehen, das schon in der Frühzeit des Mittelalters ein bedeutsamer Wallfahrtsort war und sich einer wundersamen Lage erfreut.

Es war auch gerade an diesem Tag eine Wallfahrt, und da schönes, heiteres Wetter in Aussicht stand, konnte man ein außerordentlich bewegtes Leben in Maria-Einsiedeln erwarten, wie dies allgemein bekannt ist.

Auch ich wollte eine Wallfahrt unternehmen, zu der sich hier Gelegenheit bot. Ich nahm einen Wagen zur Teufelsbrücke, zu der man hügelauf und -ab fährt, und sah mich nach einiger Zeit dort vor einem Haus, das erst kürzlich anstelle eines alten, historisch bedeutsamen Hauses gebaut war und zur Erinnerung an das alte Haus eine Tafel trug, die es als Geburtsstätte des berühmten Arztes und Naturforschers Philippus Aureolus Theophrastus Bombastus Paracelsus von

Hohenheim bezeichnet, der hier im Jahr 1493 das Licht der Welt erblickte und 1541, also 48 Jahre alt, starb.

Wenn man dort ein wenig verweilt, so empfindet man den Zauber jener Natur, wie man sie nur in den Alpen antreffen kann. Alles, was da an Pflanzen aufsprießt und an Tieren vorhanden ist, mutet einen mit einem innigen Gefühl an, mit einer Sprache innigster Vertrautheit mit dem unberührten Wesen der Natur. Und mitten unter solchen starken Eindrücken der Verwobenheit mit einer reizvollen Natur stieg in mir das Bild des jungen Paracelsus auf, der seine ersten neun Lebensjahre in dieser eindrucksvollen Umgebung zugebracht hat.

In ihm haben wir eine aufnahmefähige Persönlichkeit vor uns, die sich schon in den Kindheitsjahren viel von einer solchen Natur erzählen ließ. In diesem Knaben steckte eine Individualität, die förmlich dazu vorbereitet schien, an einer solch eigenartigen Stelle viele Geheimnisse der Natur, wenn auch anfangs nur ahnend, zu erlauschen.

Wir können uns vorstellen, wie der Knabe den abwesenden Vater, einen angesehenen, viel beschäftigten Arzt, immer sehnlichst mit seinen Fragen erwartete, wie er häufig den Vater bei kleineren Gängen begleitete und wie manches Wort über Kranke und deren Pflege und über die umgebende Natur in Fragen und sinniger Aufklärung gewechselt wurde. Als der Knabe neun Jahre alt geworden war, zog die Familie nach Villach in Kärnten, wo der Verkehr mit der Natur und dem Vater in gesteigertem Maße fortgesetzt werden konnte.

Nun folgen Sie mir, wenn ich Sie im Geist vor ein Haus im östlichen Teil von Salzburg führe, an dem eine Tafel verkündet, dass hier Theophrastus Bombastus Paracelsus von Hohenheim am 23. September 1541 gestorben ist. Da mag uns jene Legende in den Sinn kommen, die sich an seinen Tod knüpft und nach der die ihm äußerst feindlich gesinnten Ärzte jemanden gedungen haben sollen, der ihn von der nahen Anhöhe hinabgestoßen hat.

Zwischen die genannten Jahre schließt sich ein höchst eigentümliches Leben ein. Jene merkwürdige Persönlichkeit an der Wende vom 15. zum 16. Jahrhundert erscheint im Entwicklungsgang der Menschheit als die Abendröte einer Zeitepoche, die noch den geistigen Himmel alles Schönen und Grandiosen zeigen kann. Im Grunde genommen ist alles, was aus der Seele des Paracelsus zu erlauschen ist, ein Zeugnis davon, dass er sich fortgesetzt in einer innigen Verbindung mit der Natur erhielt und die ihn umgebende Welt verstand.

Diese starke Beziehung behielt er auf seinen weiten Wanderungen durch die Welt bei, in den Gegenden seiner Heimat, durch ganz Deutschland, Frankreich, Spanien, Portugal, Holland, Dänemark, Schweden, Russland, die Türkei, überall im schnellen Verständnis und heimisch mit dem, was ihm in den verschiedensten Formen als das Geheimnis des Daseins entgegentrat. So sammelte er einen reichen Seelen- und Wissensschatz auf seinen Wanderungen.

Wie er die Welt in seiner Art durchforscht, wird uns erst klar, wenn wir uns vorstellen, wie er die von dort und aus seiner Jugend mitgebrachten Eindrücke an der Universität in Basel auslebt, besonders wenn wir bedenken, wie damals die Universitätsstudien betrieben wurden, und wie es mit der naturwissenschaftlichen Forschung und dem ärztlichen Wissen im Besonderen beschaffen war.

Da wurden überall die alten Schriften von Galen und Avicenna zugrunde gelegt und die gelehrten Herren der damaligen Universitäten lieferten in lateinischer Sprache eine Art Kommentar zu diesen alten Schriften.

Paracelsus sagte ihnen: Ihr redet über Bücher, ihr seid weit entfernt von all dem, was die Natur selbst in gewaltigen Offenbarungen zu uns spricht, wenn wir ihr nur die Pforten unserer Seele öffnen.

Und er verließ die offizielle Lehrstätte der damaligen Zeit. Manche nannten ihn damals und nennen ihn heute noch einen Landstreicher. Das war er aber nur äußerlich und nur deshalb, weil er meinte, wenn man die Geheimnisse der Welt kennenlernen will, so muss man zu den geistigen Wesen gehen, die sich in dieser Welt ausleben.

Seine hellseherischen Seelenkräfte wollte er anwenden, um zu erfahren, wie die Natur in ihrem Schaffen wirkt, um die Weltgeheimnisse in all jenen Ländern zu belauschen, die er durchwanderte – nicht aus Büchern, sondern aus dem großen Buch der Natur. Die einzelnen Seiten derselben wollte er «treten», wie er sagte, sie umwenden beim Wandern von Ort zu Ort.

Paracelsus hatte den Glauben, dass hinter dem Sinnlichen das Geistige liegt, dass das äußerlich Wahrnehmbare nur eine Manifestation des Geistigen ist. Das große, umfassende Geistige hat verschiedene sinnliche Formen bei den Steinen, Pflanzen, Tieren und Menschen in den verschiedenen Ländern und Klimata – obgleich das Geistige, das er in seiner Mannigfaltigkeit suchte, einheitlich ist wie ein verborgenes Aroma oder ein verdecktes Licht.

Es war ihm klar, dass zu dieser Mannigfaltigkeit auch die äußere Ausgestaltung des derzeitigen Lebens gehört, auch die der Menschentypen und der einzelnen Völkerschaften in ihren gesunden und kranken Zuständen. Eine Krankheit stellte er sich als etwas Einheitliches vor, aber mit unterschiedlichem Charakter in Deutschland, Ungarn, Italien und so weiter.

Was ihm vor die Seele trat, wenn er sich der Natur unmittelbar gegenüberstellte, das wollte er kennenlernen, um eine heilsame Arzneiwissenschaft zu begründen. Wenn wir Paracelsus in diese vielgestaltige

Welt hineingestellt sehen, so erkennen wir, wie er in dem großen Buch der Natur und in seiner Seele besondere Kräfte fand. Das, was er sagte nach seinen Studien und Erfahrungen, erhält einen persönlichen Charakter.

Es stellte sich bei ihm eine ganz eigenartige Seelenverfassung infolge seines besonderen Verhältnisses zur Natur ein. Ohne dass damit etwas Hochmütiges in ihm aufgetreten wäre, sagte er, dass er in sich und aus sich Kräfte sprechen fühlte, die er so empfand, als wenn nicht seine eigene Willkür und Logik, sondern die Natur unmittelbar in ihm und durch ihn sprechen würde.

Nur wer imstande ist, ein solches Verhältnis zu begreifen, in dem sich Paracelsus völlig natürlich und wohl fühlte, nur der wird verstehen können, wie er sich seinen Fachgenossen und deren Büchern gegenüber nicht anders stellen konnte, als dies wirklich geschah – da es ihm nicht vorkam, als strebten sie nach echtem Wissen –, wenn er sagte: Nicht soll, wer echte Arzneikunde lernen und ausüben will, zu den alten Schriftstellern gehen, nicht zu Galen oder Avicenna, nicht nach Montpellier oder Paris, nicht dorthin und jenen nach, sondern «mir nach». Denn mein ist die Monarchie![1] So stand er gefestigt in sich selbst und sein Wahlspruch war:

---

1 *Theophrastus Paracelsus. Das Wissenswerteste über Leben, Lehre und Schriften des berühmten Einsiedler Arztes,* von P. Raymund Netzhammer,

> Eines Andern Knecht soll niemand sein,
> Der für sich selbst kann bleiben allein.[2]

So sehen wir Paracelsus als eine aufrechte, trotzige Persönlichkeit unter seinen Zeitgenossen, als einen Menschen, in dem eine hellseherische Kraft aufgetaucht war, der wusste, wie die Natur in ihrem Schaffen wirkt, wie sie sich in dem gesunden und kranken Zustand des Menschen äußert.

Aber ebenso unbehaglich, wie er sich als Student fühlte, war es ihm auch als Professor und Stadtarzt in Basel. Obwohl er durch seine Reisen und sein Können berühmt war und helfen konnte, wo alle anderen versagten, galt er seinen Kollegen als ein Landstreicher, der mit

Einsiedeln 1900 (als wissenschaftliche Beilage in: Jahresbericht über die Lehr- und Erziehungs-Anstalt des Benediktiner-Stiftes Maria-Einsiedeln, 1899/1900, S.25): «Wie ich aber die vier Säulen für mich nehme, also müßt auch ihr sie nehmen und müßt mir nach, ich nicht euch nach; ihr mir nach, Avicenna, Galene, Rhasis, Montagnana, Mesue, mir nach und nicht ich euch nach. Ihr von Paris, ihr von Montpelier, ihr von Schwaben, ihr von Meissen, ihr von Cöln, ihr von Wien … du Griech, du Arabs, du Israelita, mir nach und ich nicht euch nach … ich werde Monarcha, und mein wird die Monarchie sein und ich führe die Monarchie und gürte euch eure Lenden.»»

2 Lat.: «Alterius non sit, qui suus esse potest.» Vgl. auch Rudolf Steiner, *Die Mystik im Aufgange des neuzeitlichen Geisteslebens* und ihr Verhältnis zu modernen Weltanschauungen, Berlin 1901, Kap. «Agrippa von Nettesheim und Theophrastus Paracelsus».

zweifelhaften Personen herumzog, der auch in seinem Universitäts-
leben derselbe geblieben war, obwohl er sich als Lehrer in Amt und
Würden anders benehmen sollte. So kam er auch mit seinen Fachgenossen nicht zurecht.

Auch wenn wir ihn auf seinen Reisen verfolgen, sehen wir, wie er
berühmte Kuren bei Armen wie bei Fürsten und angesehenen Leuten
durchführt und wie er von diesen an höchster Stelle um sein Honorar
geprellt wird.

Berühmt ist er unter anderem dadurch geworden, dass er einen
Menschen heilte, den wir als Vorboten der Zeit der Buchdruckerkunst
ansehen können, nämlich Desiderius Erasmus von Rotterdam, gestorben 1536 in Basel, der als glaubwürdiger Gelehrter ein Urteil voller
Hochachtung und Ehrfurcht über Paracelsus fällte.

In Basel kam ein eigenartiges und folgenschweres Ereignis zum Austrag. Paracelsus heilte den Kanonikus Lichtenfels von einem schweren,
schmerzhaften Übel und hatte sich für den Fall der Heilung ein Honorar von 100 Talern ausbedungen. Der Leidende nahm die ihm von Paracelsus verordneten Heilmittel dreimal, wurde dann gesund, wollte aber,
wie er meinte, für eine solch einfache Leistung die Summe nicht bezah-
len. Da wurde Paracelsus recht wild und schickte böse Zettel in der ganzen Stadt herum. Der Stadtrat aber ließ ihm sagen, wenn er nach solchen

Schmähungen des hochverehrten Kanonikus nicht in einer halben Stunde die Stadt verlassen habe, so würde man ihn ins Gefängnis stecken. Paracelsus wich unter dem Schutz der Dunkelheit aus der Stadt.

Wie er so häufig mit seiner Umgebung zusammenstieß, so geschah dies auch mit seinen Fachgenossen, da er nach anderen Gesichtspunkten kurierte. Außerdem nahmen ihm diese sehr übel, dass er die für ihn selbstverständlichen Zusammenhänge, die er der Natur als Geheimnisse abgelauscht hatte und zur Heilung und Pflege der Kranken anwendete, ganz ohne Scheu mitteilte.

Er vermeinte, seine Erkenntnisse, die so intim mit seinen Seelenkräften gewonnen und verbunden waren, nicht in der lateinischen Sprache mit ihren scharfen, abstrakten Konturen besser ausdrücken zu sollen, sondern er bediente sich statt der toten lateinischen der lebendigen deutschen Sprache mit ihrer großen Schmiegsamkeit, ihren feinen Nuancierungen.

Seine Fachgenossen begriffen nicht, wie sein ihnen unzugängliches Wissen mit unzählbaren Imponderabilien (Unwägbarkeiten) durchzogen war, wie er dieses, entgegen der Gewohnheit der gelehrten Schulen, seinen Hörern noch dazu auf Deutsch vortragen konnte und dadurch die Würde der Universität nach ihrer zopfigen Anschauung herabzusetzen wagen konnte.

Bei seinen Wanderungen suchten sie ihn überall anzuschwärzen. Die Gelehrten forderten ihn zu lateinischen Disputationen auf, die er annahm, in denen er sie aber bei fachlichen Differenzen deutsch anbrüllte und damit ein lebendiges Abbild des Verhältnisses zwischen ihm und seinen Zeitgenossen gab.

Es ist begreiflich, dass einem solchen Mann fast alle in der feindlichsten Weise entgegentraten und ebenso, dass sein Leben in einem solch aufreibenden Kampf nur kurz sein konnte.

Er war nicht imstande, sich bei seinem umfassenden, durchdringenden Wissen in die veräußerlichten Gewohnheiten seiner Fachgenossen hineinzufinden und das zopfige Gewand zu tragen, in dem diese damals auf dem Katheder erschienen, sodass sie von ihm sagten: Unseren Kollegen Paracelsus hat man im Gewand eines Fuhrmanns umhergehen sehen.

Bei denen, die sich ihm an Wissen und Können nicht gewachsen fühlten, die er wegen ihrer wissenschaftlichen Maskerade offen verachtete, ist ein tiefer Hass und auch die Legende zu verstehen, die sich über sein Lebensende bildete: dass man ihn absichtlich zu Tode geärgert oder gar von einer Anhöhe bei Salzburg hinabgestoßen habe.

So erblicken wir sein Porträt, durchzogen von den tiefen Spuren seelischer Arbeit und den Leidensfurchen, die seine Gegner verschuldet haben.

Um dem Seelenleben dieses Mannes näherzutreten, müssen wir uns die Frage zu beantworten suchen, wie sich Paracelsus in seiner Eigenart die umgebende Natur, die er für seine Arzneiwissenschaft brauchte, und die menschliche Natur vorstellte, wie eigenartig seine geistige Auffassung war.

Er stellte die folgenden fünf Gesichtspunkte auf:[3]

1. Man muss die große Welt, den Makrokosmos, in seinen Erscheinungen begreifen, um zu verstehen, wie sich der Mensch als Mikrokosmos, als Einzelheit in die Welt hineinstellt – wie die Luft zur Lunge, das Licht zum Auge in Beziehung steht, wie dasselbe draußen in der Welt und drinnen im Menschen wirkt.

Alles, was draußen kraftet, finden wir mit seinen Gesetzen auch im Menschen. Daher muss man im Makrokosmos das aufsuchen, was den Menschen gesund und krank macht, vor allem als Angehörigen des Erdplaneten als eines großen Organismus, in dem der Mensch ein Glied darstellt. Dann sagte er:

---

3 Eine Zusammenfassung dieser Gesichtspunkte findet sich in *Theophrastus Paracelsus. Das Wissenswerteste über Leben, Lehre und Schriften des berühmten Einsiedler Arztes,* von P. Raymund Netzhammer, Einsiedeln 1900, Kap. 15. «Hohenheims philosophisch-medizinisches System», S. 36 ff.

2. Obwohl der Mensch in die Kette der Naturerscheinungen einzugliedern ist, ist er ein in sich abgeschlossenes Wesen. Die Kräfte der gesamten Natur konzentrieren sich im Menschen, sie können aber den Menschen nicht daran hindern, dass er sich von den äußeren Naturkräften und Naturwesen abschließt.

Das rührt daher, sagte Paracelsus, dass der Mensch in sich einen lebendigen Baumeister, einen «Archäus» hat, der ihn aus der gesamten Natur herausreißt und ihm seine eigenartige Konfiguration gibt. Paracelsus wollte dem nachgehen, was der Mensch von den äußeren Einflüssen aufnimmt, um sie dann selbstständig in sich zu verarbeiten. Und er brachte solche elementaren Anschauungen zum höchsten Ausdruck.

Ihm ist es das Wichtigste, worüber nicht viel gesagt wird. Wenn der Mensch zum Beispiel Brot und Früchte isst, so sagte er, verwandelt das der «Archäus», der innere Alchimist, im Menschen zu Fleisch, zu den verschiedenartigen Organsubstanzen um. Und je nachdem, wie dieses geschieht, werden die äußeren Stoffe zu gesunden, brauchbaren Körpersubstanzen oder zu Giften. Paracelsus untersuchte dann diese Umwandlung, die unbewusste Kunst dieses Wesens (des Archäus), und stellte eine bestimmte Art von Krankheiten unter diesen Gesichtspunkt. Als dritten Hauptsatz stellte er auf:

> 3. Das so Eingegliederte ist zusammenorganisiert aus vielen
> Gruppen einzelner Organe und ist selbstständig. Der Mensch
> ist eine kleine Welt, ein Mikrokosmos, als Abbild des Ma-
> krokosmos.

Er kam darauf, dass da draußen in den kosmischen Verhältnissen der
großen Welt etwas gegeben ist, was dem Mikrokosmos Mensch entspricht. Wie sich zum Beispiel die Sonne zum Mond verhält, so verhält sich innerlich das Herz zum Gehirn. Man muss also beide – Sonne und Mond – in ihrer Eigenart und ihren gegenseitigen Zusammenhängen studieren und in ihrer Wirksamkeit auf den Menschen übertragen. Ebenso muss man Saturn und Jupiter in ihren Bewegungen, Grö-
ßen- und Lichtverhältnissen auf Leber und Milz des Menschen als deren mikrokosmisches Abbild übertragen.

So konstruierte er aus den Organen des Menschen einen innerlichen
Himmel als Abbild des äußeren Sternenhimmels. Das dynamisch-differenzierte Energetische im Menschen dachte er so zusammengehörig,
nichts hielt er für getrennt, sondern alles sah er in lebendiger Wechselwirkung.

Interessant ist, wie Paracelsus das, was ihm als Wirkung eines inneren Systems, nicht als grobe Wechselwirkung mit der aufgenommenen

Nahrung erschien, in derber Sprache verteidigte. Er sagte: Die verstehen nichts, die da glauben, dass die Nahrungsmittel im Inneren des Menschen nach ihrer chemischen Konstitution wirken, in Fortsetzung ihrer äußeren chemischen Kräfte. Das wäre ungefähr so, wie wenn man die Pflanze als eine Wirkung des Mistes ansehen würde, verglichen mit der lebendigen Konstitution der im Menschen tätigen Organe.

So sehen wir, wie die zusammenwirkenden Organe ihm wie die Dynamik eines komplizierten Uhrwerks erscheinen. Er sagt: Der Mensch kann «gekränkt» (krankgemacht) werden, je nachdem der innere Alchimist bei normalem oder anormalem Zusammenwirken der Organe das Geistige oder das Ungeistige bereitet, auch ohne äußere Ursachen.

Viertens sagt Paracelsus als Grundanschauung:

> 4. Die Seele erkrankt durch ihre eigenen Leidenschaften und Gemütserregungen, und mit ihr erkrankt als Nachwirkung auch der körperliche Organismus.

Endlich als fünften Gesichtspunkt:

> 5. Die Vollständigkeit der Arzneiwissenschaft ist erst dadurch gegeben, dass der Mensch in seiner Krankheit als jemand angesehen wird, der unter seinem Schicksal (Karma)

leidet, unter etwas, was ihn geistig überragt, was aus dem Geist des Makrokosmos in den Geist des Mikrokosmos eingreift, sodass der Letztere völlig unter der Einwirkung des Ersteren steht.

So fasste Paracelsus ein weit ausgreifendes Wissen in sich zusammen und vereinigte es mit dem größten Vertrauen in die geistig-seelischen Kräfte des Menschen, aber auch zugleich mit dem weitesten Vertrauen in die geistigen Kräfte der großen Welt, die der Organisation des Menschen zugrunde liegt. Er sagte:

- durch das *Gemüt* finden wir hinter dem Naturgeschehen den *Vatergott,*
- durch den *Glauben* den *Christus* und
- durch die *Imagination* den *heiligen Geist.*

Er besaß ein tiefes Gemüt, sein Herz war von innigster Frömmigkeit durchzogen. Den wesentlichsten Anteil an diesem seinem hellseherischen Blick sehen wir in seiner Frömmigkeit. Daraus ging alles hervor, was seine Taten als Arzt begleitete.

So ist es uns auch verständlich, dass er als seine zwei wichtigsten Heilmittel die Liebe und die Hoffnung bezeichnete. Untrüglich ergab sich für ihn daraus die Art seiner ärztlichen Behandlung, wenn er so in voller Liebe und Hingebung alles tat, was nach seinen fünf Gesichtspunkten möglich war, und durch die Erkenntnis dieser Zusammenhänge die Hoffnung hegte, es werde sein Mittel die heilende Wirkung haben, die er intuitiv geschaut hatte.

Er lebte ganz mit der Krankheit und überhaupt mit den Zuständen seiner Patienten. Er schaute hellseherisch nach seinen fünf Gesichtspunkten das, was von außen in den Menschen hereingewirkt hatte und was der «innere Alchimist» daraus gemacht hatte. Was aus dem großen Geist der gesamten Natur auf den Kranken eindrang, ließ er nicht in abstrakten Begriffen auf sich wirken, sondern so, dass es aus dem Kranken wieder zu ihm hinabfloss und sich bei ihm zu dem zusammendrängte, was er als Heilmittel verordnen musste.

Daher können wir verstehen, wie tief Paracelsus von der Überzeugung durchdrungen war, dass seine ärztliche Tätigkeit ein fortgesetztes Produzieren als Künstler war. Er führte die Stoffe über die Natur hinaus zu wirksamen Heilmitteln, indem er sie dazu formte und zusammensetzte. Höhere Natur in der Natur war seine Kunst, die Intention seiner Alchimie. Kunstprodukte schuf er der Natur gegenüber.

In Paracelsus erinnert uns etwas an den goetheschen Ausspruch (über Winckelmann):

Wenn die gesunde Natur des Menschen als ein Ganzes wirkt, wenn dieser sich in der Welt als in einem großen, schönen, würdigen Ganzen fühlt, wenn das harmonische Behagen ihm ein reines, freies Entzücken gewährt, dann würde das Weltall, wenn es sich selbst empfinden könnte, als an sein Ziel gelangt, aufjauchzen und den Gipfel des eigenen Wesens und Werdens bewundern.[4]

Nicht genauer kann man diesen hellseherischen Mann beschreiben als durch diese Worte!

Wenn wir unseren Blick über die Jahrhunderte hin von Paracelsus zu Goethe wenden, so hat bei aller Verschiedenheit Goethes Geist viel Ähnlichkeit mit dem des Paracelsus.

---

4 *Winkelmann und sein Jahrhundert,* In Briefen und Aufsätzen herausgegeben von Goethe, Tübingen 1805, S. 394: «Wenn die gesunde Natur des Menschen als ein Ganzes wirkt, wenn er sich in der Welt als in einem großen, schönen, würdigen und werthen Ganzen fühlt, wenn das harmonische Behagen ihm ein reines, freyes Entzücken gewährt; dann würde das Weltall, wenn es sich selbst empfinden könnte, als an sein Ziel gelangt aufjauchzen und den Gipfel des eigenen Werdens und Wesens bewundern. Denn wozu dient alle der Aufwand von Sonnen und Planeten und Monden, von Sternen und Milchstraßen, von Cometen und Nebelflecken, von gewordenen und werdenden Welten, wenn sich nicht zuletzt ein glücklicher Mensch unbewußt seines Daseyns erfreut?»

Wir sehen, wie sich Goethe als kleiner Knabe einst in die Natur stellte, als er, ein Siebenjähriger, ein Notenpult nahm, dieses mit Mineralien aller Art aus der Sammlung seines Vaters, mit Pflanzen und Muscheln schmückte, das Ganze mit einem Räucherkerzchen krönte und nun wartete, bis die Sonne aufging.

Die Sonnenstrahlen sammelte er in einem Brennglas, entzündete damit das Räucherkerzchen, um so vor seinem Altar dem großen, allmächtigen Gott ein Opfer darzubringen.

Wenn wir die Motive beachten, aus denen der junge Goethe so handelte, dann fühlen wir, wie dieser sich gleich Paracelsus aufs Innigste mit der Natur verbunden fühlte.

Paracelsus sagte von sich als einem rau aufgezogenen Landbewohner, man habe ihn bei jeglichem Wetter aus dem Haus geschickt, auch sei er nicht in weichen Betten bei Feigen und Weizenbrot, sondern bei saurer Milch und grobem Haferbrot aufgewachsen.[5]

---

5 *Theophrastus Paracelsus. Das Wissenswerteste über Leben, Lehre und Schriften des berühmten Einsiedler Arztes,* von P. Raymund Netzhammer, Einsiedeln 1900 (als wissenschaftliche Beilage in: Jahresbericht über die Lehr- und Erziehungs-Anstalt des Benediktiner-Stiftes Maria-Einsiedeln, 1899/1900, S. 32): «merket auf, wie ich mich verantworte: Von der Natur bin ich nicht subtil gesponnen, ist auch nicht meines Landes Art, daß man etwas mit Seidenspinnen erlangt. Wir werden auch nicht mit Feigen erzogen, noch mit Met, noch mit Weizenbrot; aber mit Käs, Milch und Haberbrot, das kann nicht

Bei Goethe finden wir eine selten gestörte, immer bald wieder erlangte Harmonie auch in seiner Auffassung der Natur, die sich vielfach in seiner Tätigkeit als naturwissenschaftlicher Forscher auf seiner Reise nach Italien zeigt, wo er gleich Paracelsus scharf beobachtend durch die Lande zog.

Er schrieb nach Hause zum Beispiel über den Huflattich, bei dem es ihm unter anderem besonders auffiel, wie er sich nach dem Wechsel in Klima und Sonne, Standort, Bodenart und so weiter verschiedenartig ausbildet.

So sieht er aus der Einheit die Mannigfaltigkeit entstehen, wie er dies besonders bei der Urpflanze darlegen wollte, aus der er die Vielfältigkeit der pflanzlichen Naturerscheinungen entwickelte. So schrieb er auch, er möchte bis nach Indien reisen,[6] nicht um Neues zu

---

subtile Gesellen machen. Diejenigen in weichen Kleidern und die, so in der Frauen Zimmern erzogen werden und wir, die wir in Tannzapfen erwachsen, verstehen einander nicht wohl. Darum kann sogar der als grob geurteilt werden, der sich selbst gar subtil und holdselig zu sein vermeint. Also geschieht mir auch, was ich für Seiden achte, heißen die andern Zwillich und Trillich.»»

6 Brief an Knebel vom 18. August 1787: «Nach dem was ich bei Neapel, in Sicilien, von Pflanzen und Fischen gesehen habe, würde ich, wenn ich zehn Jahre jünger wäre, sehr versucht sein, eine Reise nach Indien zu machen, nicht um etwas Neues zu entdecken, sondern um das Entdeckte nach meiner Art anzusehen.»

entdecken, sondern um der Natur in ihrer stets wechselnden Mannigfaltigkeit nachzugehen. So lebte in Goethe etwas auf, was in vielfacher Art in der Figur des Paracelsus wiederzufinden ist.

Und wenn Goethe seine Hauptgestalt im *Faust* verkörpert, so verweben sich in diese wiederum viele Züge, die den Gedanken wachrufen, als habe Goethe bei der Konzeption des *Faust* unter dem Einfluss der Eigenart des Paracelsus gestanden – trotz der großen Verschiedenheit des Faust von dem historischen Paracelsus, der schon vor Abschluss der vierziger Jahre seines Lebens starb, aber bis dahin eine innere harmonische Abgeschlossenheit als Schatz in seiner Seele trug, den er aus seinem intimen Verkehr mit der Natur gewonnen hatte.

Es war nur eine kurze Lebenszeit dieses in sich selten glücklichen Geistes, den seine Forschungsergebnisse und seine Berufstätigkeit mit den ewigen Gründen der Natur verbanden. Bei Goethe beginnt Faust da, wo Paracelsus aufhört. Aber mit großem Zweifel an all seinem ausgebreiteten Wissen strebt Faust in den Jahren seines Lebens, die Paracelsus nicht mehr erreichte.

Goethe hat den Faust so dargestellt, dass er zu jener Seelenentwicklung gekommen ist, in welcher Paracelsus bei seinem Eindringen in das Wesenhafte der Natur stand, als Faust in die Worte ausbricht (*Faust,* 1. Teil, Wald und Höhle):

> Erhabner Geist, du gabst mir, gabst mir alles,
> Warum ich bat. Du hast mir nicht umsonst
> Dein Angesicht im Feuer zugewendet.
> Gabst mir die herrliche Natur zum Königreich,
> Kraft, sie zu fühlen, zu genießen. Nicht
> Kalt staunenden Besuch erlaubst du nur,
> Vergönnest mir in ihre tiefe Brust
> Wie in den Busen eines Freund's zu schauen.
> Du führst die Reihe der Lebendigen
> Vor mir vorbei, und lehrst mich meine Brüder
> Im stillen Busch, in Luft und Wasser kennen.

Verwandt ist Faust mit dem Leben und Weben der Natur, aber sein Forschen ist anders als bei Paracelsus, denn von Goethe wird uns gezeigt, dass Fausts Erkenntnisse nicht wie die des Paracelsus stets im unmittelbaren Zusammenhang mit der Natur gewonnen werden, sondern im Umkreis der menschlichen Seelenkräfte selbst beschlossen bleiben.

Ohne ein solches Gegenübertreten zu den Erscheinungen der Natur brachte Goethe in Mephistopheles eine Gegenüberstellung des Seelischen, sodass das Seelische nicht in der Natur sondern im Seelischen selbst gesehen wird.

Und doch können wir im Faust eine starke Verwandtschaft mit Paracelsus sehen, wenn jener eine lange Zeit die Bibel «unter die Bank» legt und sich von dieser abwendet, wie Paracelsus von den gelehrten Werken des Galen und Avicenna. Beide vertrauten ihren eigenen Kräften, um ihren Weg selbst zu finden. So fühlen wir, wie Goethe den Paracelsus im Hintergrund hat und ihn durch den Faust hindurch erblickt. So zum Beispiel in der Szene, wo Faust mit Wagner in die Frühlingslandschaft hinausgeht und erzählt (*Faust,* 1. Teil, Vor dem Tor):

> Mein Vater war ein dunkler Ehrenmann,
> Der über die Natur und ihre heil'gen Kreise,
> In Redlichkeit, jedoch auf seine Weise,
> Mit grillenhafter Mühe sann.

Da kann man fast den Paracelsus von seinem Vater sprechen hören. Oder wenn wir lesen, wie Faust sich abmüht, das Neue Testament in sein «geliebtes Deutsch» zu übertragen, in jene Sprache, die ihm aus der Seele quillt, wie auch Paracelsus die von ihm entzifferten Weistümer der Natur nicht in das fremdartige Latein einspannt, sondern nur im Deutschen wiedergeben will.

Nirgends aber erscheint im *Faust* der Kampf mit der umgebenden Natur in Richtung auf ihre Erkenntnis wie bei Paracelsus, sondern es ist im 1. Teil ein Kampf mit menschlichen Mächten, im 2. Teil mit geistigen Mächten (Homunculus).

Was Faust erreichen wollte, das war Paracelsus, der völlig selbstlos dachte und handelte, von Natur aus gegeben. Faust erlangt erst am Ende, als er nach einem selbstsüchtigen Leben blind geworden ist, im hohen Alter die Selbstlosigkeit, wo es dann «im Innern leuchtet helle», als er zum Mystiker wird, als ihm der Einblick in das innerste Wesen zuteil wird, den Paracelsus Zeit seines Lebens aus der äußeren Natur heraus als elementar sprühender Geist gefunden hatte.

Paracelsus war die Abendröte an der Wende des 15. zum 16. Jahrhundert, die allen deutlich sichtbar leuchtete. Im Faust können wir sie nur im Inneren suchen, als seelisch wirkende Kraft.

Warum konnte Goethe den Faust so schildern, wie es geschehen ist? Weil zwischen dem Leben des Paracelsus und der Konzeption des *Faust* etwas Eigenartiges in der Menschheitsentwicklung eingetreten ist, das die früheren Verhältnisse stark verschob und in neue Bahnen lenkte.

Was Kopernikus und Kepler entdeckt haben, hat Paracelsus nicht mehr erlebt. Er war nur die Abendröte einer Wissenschaft, die in ihrer dann eintretenden Morgenröte nicht aus dem Sinnlichen in das Übersinnliche getreten ist.

Paracelsus drang durch die phänomenale Seite der Natur hindurch zum Geist. Aber durch Kopernikus und die in seinem Sinne wirkenden Männer ist die Menschheit in das Zeitalter der Intellektualität, des abstrakten Denkens hinübergeführt worden, das zur Erklärung der Sinnenwelt nicht im Sinne der früheren Zeit durch ihren Schleier dringen will, sondern Befriedigung in der Erkenntnis der Sinnenwelt selbst sucht.

Es musste dazu kommen, dass die Seele gewählt wurde zum Schauplatz dessen, auf den Goethe seinen Faust stellte – wie auch Kopernikus, Kepler, Giordano Bruno, Galilei in gleicher Art arbeiteten. Faust eignet sich als Mystiker dasselbe an, was Paracelsus dem unmittelbaren Anschauen der Natur entnahm.

Wie der moderne Mensch auf das innere Seelenleben angewiesen ist, das hat Goethe im *Faust* hingestellt. So sucht auch die Geisteswissenschaft in den tiefen Untergründen der menschlichen Seele das, was vom Zeitlich-Vergänglichen zum Unendlich-Ewigen führt.

Nach Paracelsus trat ein neues Zeitalter wie eine Morgenröte auf, das sagte: Wenn wir uns an das Nichtsinnliche wenden, so erlangen wir eine richtige Vorstellung vom geistigen Weltsystem. Und so stellte Goethe seinen Faust als höhergestiegenen Vertreter dieser Anschauung hin.

Die Geisteswissenschaft ist im Weiterschreiten auf diesem Weg begriffen, der auf dem Schauplatz der Seele in die Geheimnisse der Natur führt.

Und wie Giordano Bruno das blaue Firmament der achten Sphäre durchbrach, so durchbricht jetzt die Geisteswissenschaft die Lebensgrenzen von Geburt und Tod, indem sie die Seele als unendliches Wesen über Raum und Zeit hinausreichend erkennen lässt.

Goethe wirkt wie jemand, der uns den Anfang eines neuen Weges weist, indem er uns im *Faust* das Bild eines Weges vor Augen stellt, auf den uns die Erinnerung an Paracelsus hinführt, um ihn erst recht verstehen zu können.

So werden einzelne Menschen in die Fortentwicklung der Welt hineingestellt und so muss auch heute der Mensch wiederum neue Wege beschreiten, damit er in seiner Erkenntnis über Paracelsus und über den Faust hinaus die Harmonisierung seiner Seelenkräfte finden kann.

Von solchen Beziehungen ausgehend fühlen wir immer tiefer die innere Verwandtschaft zwischen Paracelsus und Goethe, besonders in den erwähnten Worten: Wenn die gesunde Natur des Menschen als ein Ganzes wirkt, wenn dieser sich in der Welt als in einem großen, schönen, würdigen Ganzen fühlt, wenn das harmonische Behagen ihm ein reines, freies Entzücken gewährt, dann würde das Weltall, wenn es sich selbst empfinden könnte, als an sein Ziel gelangt, aufjauchzen und den Gipfel des eigenen Wesens und Werdens bewundern.

Im Menschen als in einem Mikrokosmos sieht und sucht Goethe wie auch Paracelsus das gesamte Wirken der großen Welt, des Makrokosmos.

Beim Zurückfahren vom Geburtshaus des Paracelsus in Maria-Einsiedeln wird man auf dem Weg über Tal und Hügel gehörig durchgerüttelt. So kommt einem die knorrige Eigenart des Paracelsus recht zum Bewusstsein, wie beim Herannahen an die Wallfahrtskirche auch die Erinnerung an Goethe wieder auftaucht.

Symbolisch schien sich mir in der äußerlich klein aussehenden Kirche von Maria-Einsiedeln der Geist Goethes zu zeigen, sobald man das Innere richtig auf sich wirken lässt und den geschmackvollen Innenraum zu würdigen versteht. Einst stand auch Goethe in diesem stimmungsvollen Raum, in dieser kleinen und doch großen Kirche, die wie ein Mikrokosmos im Makrokosmos auch den Menschen als ein Abbild der großen Welt dem sinnenden Beschauer vor Augen führt.

In seinen Worten empfand ich dieses und konnte mir vorstellen, dass Goethe an dieser Stätte, wo Paracelsus oft gestanden hat, die Grundempfindung vom Entsprechen von Makrokosmos und Mikrokosmos im Menschen zum klaren Ausdruck in sich werden fühlte.

30

Das zeigt uns der Weg von Paracelsus zu Goethe. Die beiden Grenzpunkte dieses Weges, der abglänzende Abendstern und die aufgehende Sonne der neuen Zeit weisen uns auf eine tiefgehende Ähnlichkeit zwischen den Seelen der beiden Männer hin als ein lebendiger Protest gegen äußerliches, ungeistiges Erfassen der Dinge, von dem Goethe im *Faust* (1. Teil, Studierzimmer II) in bezeichnender Weise den Mephisto sagen lässt:

> Wer will was lebendig's erkennen und beschreiben,
> Sucht erst den Geist heraus zu treiben,
> Dann hat er die Theile in seiner Hand,
> Fehlt leider! nur das geistige Band.
> *Encheiresin naturae* nennt's die Chemie,
> Spottet ihrer selbst und weiß nicht wie.

Solches gehört auch zu dem Charakter des Paracelsus als lebendiger Protest gegen das Übersehen des Ganzen bei dem Betrachten der Teile. Anstelle der Schlussworte hatte Goethe in der früheren Bearbeitung des Faust geschrieben: «Bohrt sich einen Esel und weiß nicht wie.»

Paracelsus wie Goethe verurteilen eine solche Naturbetrachtung. Beide beseelt die andere Tendenz, die sich in Anlehnung an die Worte des Mephisto in die Fassung übertragen lässt:

31

Wer will was Lebendiges erkennen,
Such in der Tiefe den Geist zu ergründen!
Und hat er die Teile in der Hand,
Sieht er des Geisteslichtes
Einziges Heil im geistigen Band,
Das zusammenhält, was sonst nicht sich selbst,
Und die Geheimnisse des Weltalls erkennt.

Zweiter Vortrag

Paracelsus

Leipzig, 12. Oktober 1906

So wie der Mensch unter seinen Zeitgenossen für trauliches Denken und Empfinden Gleichgesinnte sucht, ebenso befriedigt es ihn, sich mit Größen des Geisteslebens zu beschäftigen, die der Vorzeit angehören. Die geisteswissenschaftliche Weltanschauung gibt Gelegenheit dazu, aber man fängt noch nicht an, sich mit ihr zu beschäftigen. Noch ist sie eine junge Geistesbewegung.

Einer, der den geisteswissenschaftlichen Anschauungen so nahe wie möglich kommt, ist Paracelsus. Er lebte im 15. und 16. Jahrhundert und war Naturforscher und Arzt.

Er vereinigte in sich die Weisheit und die Erkenntnisse seiner Zeit, und kann heute noch Leuchte und Lehrer sein. Er ist zu Unrecht kritisiert und ist verleumdet worden, er sei ein Ausschweifling gewesen, und hätte mehr Freude an Weingenuss und Wirtshaus als in seinem Beruf gefunden. Wer sich aber darauf einlässt, ihn zu studieren, der erkennt in ihm den weisesten und unerschrockensten Vorkämpfer einer hohen Geistesrichtung.

Er lebte von 1493 bis 1541, also in einer Zeit, in der die Ideen des Mittelalters der Morgenröte neuer Anschauungen zu weichen begannen.

Die heutige Wissenschaft versteht ihn noch nicht. Sie hatte bisher eine materialistische Richtung. Auch das hat Großes gebracht, die Menschheit musste sich eine Zeit lang auf das Äußerliche in der Welt beschränken. Heute, wo wir daran sind, über die Zweifel und das Nichtwissen hinauszugehen, ist es anders.

Paracelsus lebte seinem Wahlspruch gemäß: «Niemand soll eines anderen Knecht sein, der für sich selber kann bleiben allein.» Nach diesem Spruch erforschte er alles, was ihm für das Erforschen der geistigen Untergründe der Dinge zugänglich war. Aber alles, was er erforschte, stellte er in den Dienst der Arzneikunst und der Gesundheitspflege der Menschen. Helfen zu können war sein Streben.

Wie war der Zustand der damaligen Heilkunst? Sie stand ganz unter dem Einfluss mittelalterlicher Arzneikunde (Galen und Avicenna), sie war ausgeartet. Mit trivialen Mitteln suchte man der Krankheit beizukommen. Drollig schildert er, wie der damalige Arzt nur einige Regeln kannte und sie verständnislos anwandte.

Da beschloss Paracelsus, all dieser Bücherweisheit Lebewohl zu sagen. Nur einen großen Lehrer wollte er haben und den gründlich studieren: die Natur. Sie sollte seine Lehre und seine Lehrerin sein. Durch das «Naturexamen» soll jeder Mensch gehen. Dabei führte er diese Lebensvorschrift ganz im Sinne seines Wahlspruchs aus: Einsam und unabhängig ging er seinen Weg und suchte zu lernen, wo er etwas lernen konnte.

Der damalige Arzt hatte sich der Natur entfremdet. Paracelsus aber hatte das instinktmäßige Gefühl: Es gibt geheime Beziehungen, die die Menschen und die ganze Natur zueinander haben. Er sagte sich: Wenn sich im Menschen ein verkehrtes Verhältnis entwickelt, dann hat er etwas von dem intimeren Verhältnis zu der Natur verloren.

Wenn die Kuh ihre Nahrung sucht, so trifft sie genau das, was ihr frommt. Sie hat ein vertrautes Verhältnis zu dem Naturprodukt, ein Band, das sie fühlt. Je mehr der Mensch in schablonenhaften Begriffen lebt, umso mehr verliert er den Zusammenhang mit der Natur. Bei jeder Pflanze, bei jedem Mineral etwas Bestimmtes zu empfinden, ist eine Gabe. Der Mensch soll nicht nur in Gold, Silber und Quecksilber etwas Besonderes sehen.

Paracelsus geht davon aus, das Verhältnis von allem zum Menschen zu finden. So unterscheidet sein intuitiver Instinkt die der Natur innewohnenden Kräfte, und das sind die heilenden Kräfte.

Diese heilenden Kräfte ahnen wir in der Beziehung der Geschlechter zueinander. Es ist etwas, was zwei Wesen zueinander zieht. Solches Hinziehen muss zwischen den Menschen und allen Naturprodukten bestehen.

Diese Sympathie und Antipathie kann nicht durch Bücher gelernt werden, sie kommt nur durch innere Erleuchtung der Seele. Ein Arzt wird man dadurch, dass man aus sich einen anderen Menschen macht und jene heilende Kräfte in sich ausbildet.

Paracelsus gewann das unmittelbar draußen in der Natur. Er wollte die Beziehung kennenlernen, die der Mensch hat zu Pflanze, Baum, Strauch – zur ganzen Natur. Er lauschte, was da sein Herz, was seine Seele sagte. Er machte weite Reisen nach Süden und Norden und er sagte von sich: Niemals habe ich mich gescheut zu lernen, selbst nicht von Landstreichern auf der Straße.

Da sammelte er eine Unsumme von Erfahrungen für seinen ärztlichen Beruf. Deshalb war er auch mit einem gewissen Stolz erfüllt, der berechtigt war, weil er sich seinen ängstlichen Vorgängern gegenüber frei und unabhängig fühlte, wenn er die stolzen Worte sagte: «Wer der Wahrheit nach will, der muss mir nach.» So stand er zur ihn umgebenden Natur.

Das, was sich dabei in ihm aufgebaut hatte, war eine Kenntnis des Menschen, die die Geisteswissenschaft jetzt wieder zu erobern hat.

In dem, was wir den physischen Leib nennen, ist nur ein Teil, und zwar der niedrigste Teil des menschlichen Wesens zu sehen. Die

Geisteswissenschaft nennt das nächsthöhere Glied des menschlichen Wesens den Ätherleib.

Dieselben Kräfte und Stoffe wie in diesem Ätherleib sind auch in Pflanze und Tier. Die Wissenschaft kennt nicht diese feineren Kräfte, denn sie sind nicht ein Produkt chemischer Zusammensetzung. Sie weiß auch nicht, dass der Ätherleib vor dem physischen Leib vorhanden ist.

Die Geisteswissenschaft kennt noch einen anderen Leib, den Astralleib, der vor dem Ätherleib vorhanden ist. Die Materie kristallisiert den physischen Leib aus sich heraus, vergleichsweise wie Eis aus dem Wasser kristallisiert. Der Ätherleib ist dabei die Grundschablone.

Der Astralleib ist ein drittes Glied. Dieser hat durch seine Verdichtung den Ätherleib gebildet. Der Astralleib ist die äußere Form für Begierden und Triebe. Aus dem Geistigen und Seelischen heraus ist alles Physische geschaffen.

Noch höher ist das Ich des Menschen, das mit dem Göttlichen verbunden ist. Das Göttliche ist das Ursprüngliche.

So sieht auch Paracelsus die Welt an. Er spricht auch zunächst vom physischen Leib. Darin ist der Sitz der pflanzlichen und tierischen Lebenskraft, den der Geisteswissenschaftler als Ätherleib und Paracelsus als elementarischen Leib bezeichnet.

Die Bezeichnung des dritten Leibes als Astralleib hat Paracelsus auch gebraucht. Er nannte ihn zuweilen auch den siderischen (lat.: sidera oder astra = Sterne) Leib. Er sagte:

- Innerhalb des *physischen Leibes* ist
- der *elementarische Leib* (der Ätherleib), innerhalb dessen
- der *siderische Leib* (der Astralleib) und innerhalb dessen ist
- der *göttliche Funke* (das Ich).

Als äußerer Mensch steht der Mensch zu den Elementen Erde, Wasser, Luft und Feuer in Beziehung. Durch astralische Eigenschaften steht er zu der Welt der Gestirne in Beziehung, und durch göttliche Eigenschaften zur unsichtbaren göttlichen Welt.

Paracelsus gebrauchte ein Gleichnis: Stellt euch einen Apfel mit seinem Kern vor. Ihr werdet sagen, dass der Kern des Apfels sich aus der Grundsubstanz herausgesondert hat. Der elementarische Leib ist im Apfelfleisch, der siderische Leib ist im Kern aus der Substanz der Sternenwelt, und das Innerste stammt aus dem Göttlichen.

Paracelsus fand eine dreifache Beziehung im Menschen. Der Mensch hat zunächst eine Beziehung zur Natur. Ferner hat er ein feines Verhältnis zu den Gestirnen – er fühlt sich sympathisch angezogen oder antipathisch abgestoßen, und hat dadurch Beziehungen zum ganzen Kosmos. Endlich fühlt er aber auch Beziehungen zu allem Göttlichen im weiten Weltenraum.

Er sagte: Aus dem Geist heraus ist das Physische gebaut, dann hat es sich vom Geistigen abgesondert. Suche die Quelle der Krankheit nicht im Elementarischen, sondern im Siderischen. Wo Krankheitserscheinungen sind, sind die Beziehungen nicht im rechten Verhältnis.

Zur Erkenntnis der Krankheit gehört dreierlei:

1. die *Anatomie,*
2. die *Astrologie,*
3. die Kenntnis der göttlichen Kräfte, die *Theologie.*

Erst in der Gesamtheit dieser drei, also in der ganzen Welterkenntnis, ist die Grundlage zum Verstehen der Krankheit.

Wenn Paracelsus eine Ursache sucht, so sucht er nach dem Geistigen, nach dem Unsichtbaren innerhalb des Sichtbaren. Wenn er die magnetische Kraft im Eisen beobachtet, wie das Eisen anzieht oder abstößt, so denkt er sich den Magneten zusammengesetzt aus Eisen, Anziehung und Abstoßung.

Nun entdeckt er, dass innerhalb des siderischen Leibes etwas wie ein Magnet ist. Deshalb untersucht er die magnetischen Kräfte und wendet Magnete auf die Menschen an. Wo Kräfte im Menschen zerstört sind, sucht er gesundend auf sie zu wirken.

Vom Arzt fordert Paracelsus das Studium der höheren Welten. Deshalb beschäftigt ihn auch der schlafende Mensch und die Traumwelt, und er beobachtet, was sich da verändert. Er gebraucht ein wunderschönes Bild: Der schlafende Mensch mit seinem physischen und elementarischen Leib ist vom astralischen Leib verlassen; dieser lebt mit der ganzen Sternenwelt und führt ein ausgleichendes Sternengespräch. Deshalb wirkt der astralische Leib so auffrischend auf den physischen Leib, er empfängt die Wirkung der Kräfte in der Sternenwelt.

Wer so tief in das Getriebe der Natur hineinschaut, der kann auch geistige Mittel anwenden. Vom Sternenhimmel wusste Paracelsus die Dinge zu holen, die auf seine Kranken wirkten. Heute würde man da von Hypnotismus sprechen. Es ist aber ein Irrtum, dass jede Vorstellung heilend wirkt. Nur gewisse Vorstellungen können eine heilende Wirkung haben. Abstrakte Begriffe wirken nicht auf die Seele.

Paracelsus gebrauchte das Wort Imagination, und meinte damit die Verwandlung des Begriffs in ein Bild. Er meinte, man soll ganz und gar bildliche Vorstellungen schaffen und ganz bestimmte Gefühle in das Bild hineinlegen. Dann bekommt das Bild die Kraft, auf die bestimmte Seele zu wirken.

Bedenken wir, wie großartig Paracelsus als Seelenarzt auf das Physische wirkte. Er brachte da nichts anderes, als was okkulte Schulen anstreben. Dort werden ganz bestimmte Übungen gemacht, wo bestimmte geometrische Figuren, die ein vollständiges System ausmachen, vor die Seele des Menschen hingestellt werden. Der Geheimschüler muss durch eine bestimmte Figur ein bestimmtes Gefühl hervorrufen, dann bildet sich das aus, was man Imagination nennt.

Paracelsus machte sich in echt geisteswissenschaftlicher Weise ein Bild, wie der Mensch eine Beziehung zur Natur hat. Fand er, dass in einem Menschen irgendeine Leidenschaft lebt, so suchte er für diesen ganz bestimmten Menschen das Gegenbild draußen in der Natur. So war ihm die Menschennatur ein Spiegelbild der ganzen Natur.

Die menschlichen Leidenschaften, Zorn, Wut, List, die seelisch innen sind, spiegeln sich in den Bildern der Tierwelt. Für alles, was der Ätherleib aufbaut, gibt es ein Gegenbild in der Pflanzenwelt. Paracelsus findet das Heilende in dem, was harmonisch mit dem Kranken ist. In der Natur sieht er den in Fächern auseinandergelegten Menschen.

Ein herrliches Wort sprach er aus: Die ganze Natur besteht aus einzelnen Buchstaben und zusammen bilden diese das Wort «Mensch».

Von dem Irren sagte er: Der astralische Leib ist stets gesund, wenn er sich den siderischen Kräften überlässt. Wenn aber die Verbindung getrübt ist, dann gibt es getrübte Strahlen. Die Seele ist auch bei den Irren immer gesund, sie scheint nur durch getrübte Strahlen.

Hiermit konnte ich Ihnen nur eine flüchtige Skizze eines eindringlichen Forschers geben.

Einer ähnlichen Richtung folgte Goethe. Er hatte das Verhältnis zur Natur auch erkannt. Im *Faust,* wo Faust der erhabenen Natur entgegentritt, lässt er ihn sagen:

> Erhabner Geist, du gabst mir, gabst mir alles,
> Warum ich bat. Du hast mir nicht umsonst
> Dein Angesicht im Feuer zugewendet. …

Von Paracelsus zu Goethe

Öffentlicher Vortrag von Dr. Rud. Steiner
München, Prinzensäle 19. 11. 1911.

[handschriftlicher Text]

Öffentlicher Vortrag
von Dr. Rud. Steiner/
München, Prinzensäle
19.11.1911/

An einem schönen Septembertage dieses Jahres brachte/ mich eine Reise nach Zürich, und da der Tag zur/ freien Verfügung stand, wurde beschlossen nach/ Maria-Einsiedeln zu gehen, das schon in der Früh/zeit des Mittelalters ein bedeutsamer Wall/fahrtsort war und sich einer wundersamen Lage/ erfreut. Es war auch gerade an diesem Tage eine/ sogenannte Wallfahrt, und da ein schönes, heiteres/ Wetter in Aussicht stand, konnte man ein außer/ordentlich bewegtes Leben in Maria-Einsiedeln/ erwarten, wie dies ja wohl allgemein bekannt/ ist. Auch ich wollte eine Wallfahrt unternehmen,/ zu der sich hier Gelegenheit bot, nahm daher einen/ Wagen zur Teufelsbrücke, zu der man hügelauf/ und -ab fährt und sah mich nach einiger Zeit dort und/ vor einem Hause, das erst kürzlich an Stelle eines/

43

alten, historisch-bedeut-
samen Hauses gebaut
war/ und zur Erinne-
rung an das alte Haus ei-
ne Tafel/ trug, die es als
Geburtsstätte des berühm-
ten/ Arztes und Naturfor-
schers Philippus, Aureo-
lus, Theophrastus, Bom-
bastus Paracelsus von Hohen-
heim/heim bezeichnete, der
hier im Jahre 1493 das
Licht/ der Welt erblickte
und 1541, also 48 Jahre alt
starb./ Wenn man dort ein
wenig verweilt, so emp-
find/et man so recht den
Zauber jener Natur, wie/
man sie nur in den Alpen
antreffen kann;/ alles, was
da an Pflanzen aufsprießt
und an Tier/en vorhanden
ist, mutet einen mit einem/
innigen Gefühl an, mit
einer Sprache innig/ster
Vertrautheit mit dem un-
berührten Wesen/ der Na-
tur, und mitten unter solchen starken/ Eindrük-
ken der Verwobenheit
mit einer äußer/lich reizvollen Natur stieg in mir
das Bild des/ jungen Paracelsus auf, welcher seine
ersten/ neun Lebensjah-
re in dieser eindrucks-
vollen Um/gebung zu-
gebracht hatte. In ihm
haben wir eine/ aufnah-
mefähige Persönlichkeit
vor uns, die sich/ schon
in den Kindheitsjahren
viel von einer solchen/

44

Natur erzählen ließ; in diesem Knaben steck/te eine Individualität, die förmlich dazu/ vorbereitet schien, an einer solch' eigenartigen/ Stelle viele Geheimnisse der Natur, wenn/ auch anfangs nur ahnend, zu erlauschen. Wir/ können uns vorstellen, wie der Knabe den/ abwesenden Vater, einen angesehenen, viel/ beschäftigten Arzt, immer sehnlichst mit sein/en Fragen erwartete, wie er häufig den Vater/ bei kleineren Gängen begleitete und wie/ manches Wort über Kranke, deren Pfle/ge/ und die umgebende Natur in Fragen und sin/niger Aufklärung gewechselt wurde. Als/ der Knabe neun Jahre alt geworden war, zog/ die Familie nach Villach in Kärnthen, wo/ der Verkehr mit der Natur und dem Vater/ in gesteigertem Maße fortgesetzt werden/ konnte. –

Nun folgen Sie mir, wenn ich Sie im Geiste/ vor ein Haus im östlichen Teile von Salzburg/ führe, an dem eine Tafel verkündet, daß hier/ Theophrastus, Bombastus Paracelsus von Hohen/

45

heim am 23. September 1541 gestorben ist. Da mag uns jene Legende in den Sinn kommen, die sich an seinen Tod knüpft und nach welcher die ihm äußerst feindlich gesinnten Ärzte jemanden gedungen haben sollten, der ihn von der nahen Anhöhe herabgestürzt habe. Zwischen die genannten Jahre schließt sich ein höchst eigentümliches Leben ein, und jene merkwürdige Persönlichkeit an der Wende des 15. und 16. Jahrhunderts erscheint im Entwickelungsgange der Menschheit als die Abendröte einer gewissen Zeitepoche, die noch den geistigen Himmel alles Schönen und Grandiosen zeigen kann. Im Grunde genommen ist alles, was aus der Seele des Paracelsus zu erlauschen ist, ein Zeugnis davon, daß er fortgesetzt in einer innigen Verbindung mit der Natur sich erhielt und die ihn umgebende Welt verstand. Diese starken Beziehungen behielt er bei auf seinen weiten Wanderungen durch die Welt, in den Gegenden seiner Heimat, durch ganz Deutschland, Frankreich, Spanien, Portugal, Holland, Dänemark, Schweden, Rußland, die Türkei, überall im schnellen Verständnis und heimisch mit dem,/ was ihm in den verschiedensten Formen als das/ Geheimnis des Daseins entgegentrat. So sam/melte er einen reichen Seelen- und Wissens/schatz auf seinen Wanderungen, und wie er die/ Welt in seiner Art durchforscht, wird uns erst recht/ klar, wenn wir uns vorstellen, wie er die/ von dort und aus seiner Jugend mitgebrachten/ Eindrücke auslebt auf der Universität in/ Basel, besonders wenn wir bedenken, wie/ damals die Universitätsstudien betrieben wurden,/ und wie es mit den naturwissenschaftlichen/ Forschungen und dem ärztlichen Wissen im be/sonderen beschaffen war. Da wurden überall/ die alten Schriften von Galen und Avicenna/ zu Grunde gelegt und die gelehrten Herren der/ damaligen Universitäten lieferten in latein/ischer Sprache eine Art Kommentar zu diesen/ alten Schriftstellern. Paracelsus sagte ihnen:/ Ihr redet über Bücher, ihr seid weit entfernt von/ alledem, was in gewaltigen Offenbarung/en die Natur selbst zu uns spricht, wenn wir/

ihr nur die Pforten unserer Seele öffnen, und er/ verließ diese offizielle Lehrstätte der damaligen/ Zeit. Manche nannten ihn damals und nen/nen ihn noch heute einen Landstreicher, das/ war er aber nur äußerlich und zwar nur deshalb,/ weil er meinte, wenn man die Geheimnisse/ der Welt kennen lernen wollte, so müsste/ man zu den geistigen Wesenheiten gehen, die/ sich in eben dieser Welt auslebten. Seine/ hellseherischen Seelenkräfte wollte er anwend/en, um zu erfahren, wie die Natur in ihrem/ Schaffen lebt, die Weltgeheimnisse in all'/ jenen Ländern zu belauschen, die er durch/wanderte, nicht aus Büchern, sondern aus dem/ großen Buche der Natur, die einzelnen Seiten/ derselben wollte er treten, wie er sagte, und/ sie umwenden beim Wandern von Ort zu/ Ort. Paracelsus hatte den Glauben, daß hinter/ dem Sinnlichen das Geistige liege, und das/ äußerlich Wahrnehmbare nur die Manifestation/ des Geistigen sei. Das große, umfassende Geist/ige habe verschiedene sinnliche Formen bei den/

Pflanzen, Tieren und Menschen in den verschied/enen Ländern und Klimaten, obgleich das/ Geistige einheitlich sei, das er in seiner Man/nigfaltigkeit suchte, wie ein verborgenes/ Aroma oder ein verdecktes Licht. Es war/ ihm auch klar, daß zu diesen Mannigfalt/igkeiten noch die äußere Ausgestaltung/ des derzeitigen Lebens, auch die der Mensch/heitstypen und der einzelnen Völkerschaften/ gehöre, in ihren gesunden und kranken Zu/ständen. Die Krankheit stellte er sich vor/ als etwas Geheimnisvolles, aber mit verschiedenem/ Charakter in Deutschland, Ungarn, Italien u.s.w./ Das, was ihm vor die Seele trat, wenn er sich/ der Natur unmittelbar gegenüberstellte, das/ wollte er kennen lernen, um eine heil/same Arznei-Wissenschaft zu begründen. Wenn/ wir so Paracelsus in die vielgestaltige Welt/ hineingestellt sehen, so erkennen wir, wie er/ in dem großen Buche der Natur und seiner/ Seele besondere Kräfte fand und dasjenige,/ was er sagte nach seinen Studien und Erfahrung/

en erhält einen geradezu
persönlichen Charakter./
Es stellte sich eine ganz
eigenartige Seelenver/
fassung bei ihm ein, in
Folge seines besonderen/
Verhältnisses zur Natur,
und ohne daß damit et/
was Hochmütiges in ihm
aufgetreten wäre, sag/
te, er, daß er in sich und
aus sich Kräfte sprechen/
fühle, die er so empfin/
de, als wenn nicht/ seine
eigene Willkür und Lo/
gik, sondern/ als ob Na/
tur unmittelbar in ihm
und durch/ ihm spräche.
Nur wer im Stande ist ein
solches/ Verhältnis zu be/
greifen, in welchem sich
Para/celsus völlig natür/
lich und wohl fühlte, der/
wird verstehen können,
wie er sich seinen/ Fach/
genossen und deren Bü/
chern gegenüber/ nicht
anders stellen konnte,
als dies wirk/lich ge/
schah, da es ihm nicht
so vorkam, als streb/ten
sie nach echtem Wissen,
wenn er sagte:/ «Nicht
soll, wer echte Arznei/
kunde lernen und/ aus/
üben will, zu den alten
Schriftstellern gehen,/
nicht zu Galen und
Avicenna, nicht nach
Bo/logna, Paris u.s.w.
nicht jenen nach, nicht
dort/hin, sondern mir
nach; denn mein ist die/

Monarchei»! So stand er gefestigt in sich selbst/ und sein Wahlspruch war: «Es soll niemand ein/es anderen Knecht sein, der für sich selber kann/ bleiben allein»! So sehen wir Paracelsus/ als aufrechte, trotzige Persönlichkeit unter/ seinen Zeitgenossen, als einen Menschen,/ in dem eine hellseherische Kraft aufgetaucht/ war, der wußte, wie die Natur in ihrem/ Schaffen lebte, wie sie sich äußerte in dem ge/sunden und kranken Zustande des Mensch/en. –

Aber ebenso unbehaglich wie er sich als Stu/dent/ fühlte, so war es ihm auch als Professor und/ Stadtarzt in Basel; obgleich er durch seine/ Reisen und sein Können berühmt war,/ der helfen konnte, wo alle anderen versagten,/ galt er doch seinen Kollegen mehr oder minder/ als ein Landstreicher, der mit zweifelhaften Per/sonen umhergezogen war, und obgleich er nun als/ Lehrer in Amt und Wür/den sich anders benehm/en sollte, doch derselbe auch in seinem Universi/täts/leben geblieben war. So kam er denn auch/

mit seinen Fachgenossen nicht zurecht; auch/ wenn wir ihn auf seinen Reisen verfolgen,/ wie er berühmte Kuren durchführte bei Armen,/ bei Fürsten und angesehenen Leuten und/ von diesen, sowie auch an höchster Stelle, um/ sein Honorar geprellt wurde. Berühmt ist er/ unter anderem dadurch geworden, daß er einen/ Menschen heilte, den wir als Vorboten der Zeit/ der Buchdruckerkunst ansehen können, näm/lich Desiderius, Erasmus von Rotterdam [1466–1536, gest. in Basel], der als/ glaubwürdiger Gelehrter ein Urteil voller Hoch/achtung und Ehrfurcht über Paracelsus fällte./ In Basel kam ein eigenartiges und folgen/schweres Ereignis zum Austrag; Paracelsus/ heilte einen Kanonikus: Lichtenfels von/ einem schweren, schmerzhaften Übel und/ hatte sich für den Fall der Heilung ein Hon/orar von 100 Thalern ausbedungen. Der/ Leidende nahm die ihm von Paracelsus ver/ordneten Heilmittel dreimal, wurde dann/ gesund, wollte aber, wie er meinte für eine solch'/ einfache Leistung die Summe nicht zahlen. Da/

wurde denn Paracelsus «recht wild und schickte/ lose Zettel in der ganzen Stadt herum»); der/ Rat der Stadt aber ließ ihm sagen, wenn/ er nach solchen Schmähungen des hochverehrten/ Kanonikus nicht in einer halben Stunde die/ Stadt verlassen habe, so würde man ihn in's/ Gefängnis stekken, Paracelsus entwich daher/ unter dem Schutze der Dunkelheit aus der/ Stadt. – Wie er so häufig mit seiner Umgeb/ung zusammenstieß, so geschah dies auch mit/ seinen Fachgenossen, da er ja nach anderen/ Gesichtspunkten kurierte. Außerdem nahmen/ ihm diese sehr übel, daß er die für ihn selbst/verständlichen Zusammenhänge, welche er als/ Geheimnisse der Natur abgelauscht hatte und/ nun zur Heilung und Pflege Kranker anwandte,/ ganz ohne Scheu mitteilte, daß er seine Er/kenntnisse, die so intim mit seinen Seelen/kräften gewonnen und verbunden waren, nicht/ vermeinte in der lateinischen Sprache mit ihren/ scharfen, abstrakten Konturen besser ausdrück/en zu sollen, sondern sich statt der toten, der/

lebendigen *deutschen* Sprache mit ihrer großen/ Schmiegsamkeit, ihren feinen Nuancierungen/ bediente. Seine Fachgenossen begriffen/ nicht, wie sein ihnen unzugängliches Wissen/ mit unzählbaren Imponderabilien durch/zogen war, wie er dieses, entgegen der Gewohnheit der gelehrten Schulen, noch dazu/ seinen Hörern deutsch vortragen konnte und/ dadurch die Würde der Universität nach ihrer/ zopfigen Anschauung herabzusetzen wagen konnte./ Bei seinen Wanderungen suchten sie ihn über/all anzuschwärzen, die Gelehrten forderten/ ihn zu lateinischen Disputationen auf, die/ er annahm, in denen er sie aber bei fach/lichen Differenzen deutsch anbrüllte und/ damit ein lebendiges Abbild des Verhältnis/ses zwischen ihm und seinen Zeitgenossen gab./ Es ist begreiflich, daß einem solchen Manne/ fast alle in der feindlichsten Weise entgegen/traten und ebenso, daß sein Leben in einem/ solch' aufreibenden Kampfe nur kurz sein konn/te. Er war nicht im Stande, sich bei seinem/

48.

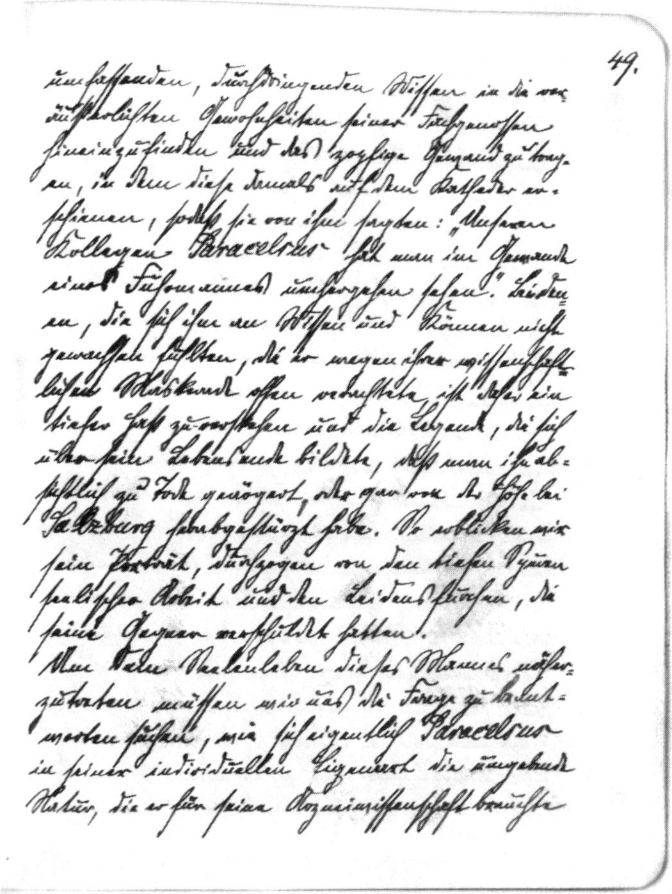

umfassenden, durchdringenden Wissen in die ver/äußerlichten Gewohnheiten seiner Fachgenossen/ hineinzufinden und das zopfige Gewand zu trag/en, in dem diese damals auf dem Katheder er/schienen, sodaß sie von ihm sagten: «Unseren/ Kollegen Paracelsus hat man im Gewande/ eines Fuhrmannes umhergehen sehen.» Bei den/en, die sich ihm an Wissen und Können nicht/ gewachsen fühlten, die er wegen ihrer wissenschaft/lichen Maskerade offen verachtete, ist daher ein/ tiefer Haß zu verstehen und die Legende, die sich/ über sein Lebensende bildete, daß man ihn ab/sichtlich zu Tode geärgert oder gar von der Höhe bei/ Salzburg herabgestürzt habe. So erblicken wir/ sein Porträt, durchzogen von den tiefen Spuren/ seelischer Arbeit und den Leidensfurchen, die/ seine Gegner verschuldet hatten.

Um dem Seelenleben dieses Mannes näher/zutreten müssen wir uns die Frage zu beant/worten suchen, wie sich eigentlich Paracelsus/ in seiner individuellen Eigenart die umgebende/ Natur, die er für seine Arzneiwissenschaft brauchte/

und die menschliche Natur vorstellte, wie eigen/artig seine geistige Auffassung war. Er stellte/ zunächst folgenden Gesichtspunkt auf: 1.) Man/ muß die ganze große Welt, den Makrokos/mos in seiner Erscheinung begreifen können/ und verstehen, wie sich der Mensch als Mikrokos/mos, als Einzelheit hineinstellt, wie die Luft/ zur Lunge, das Licht zum Auge in Beziehung/ steht, wie dasselbe draußen/ im Menschen, alles was draußen kraftet, finden/ wir auch mit seinen Gesetzen *im* Menschen./ Daher muß man aufsuchen, was den Menschen ge/sund und krank machen kann im Makrokos/mos, vor allem als Angehörigen des Erdenplanet/en, als eines großen Organismus', in welchem/ der Mensch ein Glied vorstellt. – 2.) Sodann sagte er:/ Trotzdem der Mensch einzugliedern ist in die Kette/ der Naturerscheinungen, ist er doch ein in sich abgeschlos/senes Wesen. Die Kräfte der gesamten Natur kon/zentrieren sich im Menschen, können ihn aber doch/ nicht ohne weiteres dazu führen, daß er sich von den/ äußeren Naturkräften und -wesen abschließt. Das aber rührt/

daher, sagte Paracelsus, daß der Mensch in sich/ einen lebendigen Baumeister, einen «archäus»/ hat, der ihn förmlich herausreißt aus der ge/samten Natur und ihm seine eigenartige/ Konfiguration gibt. – Paracelsus wollte/ so dem nachgehen, was der Mensch von den äuß/eren Einflüssen aufnimmt, um sie dann in/ sich zu verarbeiten und brachte solche elementare/ Anschauungen zu höchstem Ausdruck hinauf. Ihm/ ist es das Wichtigste, worüber nicht viel gesagt/ wird: Wenn der Mensch z. B. Brot und Früchte/ ißt, so sagte er, verwandelt der archäus das/ im Menschen um zu Fleisch, zu den verschieden/artigen Organsubstanzen, als innerer Alchimist,/ und je nachdem dieses geschieht werden die äußer/en Stoffe zu gesunden, brauchbaren Körpersub/stanzen oder zu Gift. Er untersuchte sodann/ diese Umwandlung, die unbewußte Kunst dies/es Wesens und stellte eine bestimmte Art/ von Krankheiten unter diesen Gesichtspunkt. –

3.) Als dritten Hauptsatz stellte er auf: Das in diesem/ Sinne Eingegliederte ist zusammenorganisiert/

aus vielen Gruppen ein/zelner Organe und selb/ständig: «Der Mensch ist eine ganze kleine Welt,/ ein Mikrokosmos als Abbild des Makrokos/mos.» Er kam also dar/auf, daß da draußen/ in den kosmischen Verhält/nissen der großen Welt/enkörper etwas gegeben sei, das dem Mikro/kosmos des Menschen ent/spricht, so z. B. wie/ Sonne und Mond sich ver/hält sie verhalte sich in/nerlich das Herz zum Gehirn; man müsse al/so/ beide in ihrer Eigen/art und gegenseitigen Zu/sammenhängen studie/ren und in ihrer Wirk/sam/keit auf den Men/schen übertragen, eben/so/ Saturn und Jupiter in ihren Bewegungen,/ Größen- und Lichtver/hältnissen transformie/ren/ auf Leber und Milz des Menschen, als deren/ mikrokosmisches Ab/bild. So konstruierte er/ als Abbild des äußeren großen Sternenhimmels/ einen innerlichen Him/mel aus den Organen/ des Menschen; das dyna/misch-differenzierte En/erg/etische im Menschen dachte er so zusam/men, nichts hielt er für ge/trennt, sondern alles/ in lebendiger Wechselwirkung. Interessant ist,/

wie er das, was ihn so als Wirkung eines inner/en sinnlichen Systems, nicht als grobe Wechsel/wirkung der aufgenommenen Nahrung erschien,/ in der ber Sprache verteidigte: O, die verstehen/ nichts, die da glauben, daß die Nahrungsmittel/ im Innern nach ihrer chemischen Konstitution,/ gewissermaßen nur in Fortsetzung ihrer äußer/en chemischen Kräfte wirken; denn das/ wäre ja ungefähr ebenso, als wenn man die Pflanze/ als eine Wirkung des Mistes ansehen würde,/ verglichen mit der lebendigen Konfiguration der/ im Menschen tätigen Organe. So sehen wir,/ wie ihm die zusammenwirkenden Organe wie/ die Dynamik eines komplizierten Uhrwerks/ erscheinen und Paracelsus sagt: «Der Mensch/ kann also ‹gekränkt› werden, je nachdem/ der innere Alchimist bereitet das Geistige/ oder Ungeistige, bei normalem, oder anormal/em [*sic!*] Zusammenwirken der Organe, auch ohne/ äußere Ursachen!» –4.) Viertens sagt Para/celsus als Grundanschauung: Die Seele er/krankt durch ihre eigenen Leidenschaften und/

Gemütsbewegungen, mit ihm als Nachwirkung auch/ der Organismus. –5.) Endlich als fünften Ge/sichtspunkt: Die Vollständigkeit der Arzneiwis/senschaft ist ihm dadurch erst gegeben, daß der/ Mensch in seiner Krankheit angesehen werd/en muß als jemand, der unter seinem Schick/sal leidet (Karma.), unter etwas, das ihn/ geistig überragt, das eingreift in den gei/stigen/ Mikrokosmos aus dem geistigen Makrokos/mos, sodaß ersterer völlig unter der Einwirkung/ des letzteren steht.

So faßte Paracelsus ein weit ausgreifendes/ Wissen in sich zusammen und vereinigte es mit/ dem größten Vertrauen auf die geistigseel/ischen Kräfte des Menschen, aber auch zugleich/ mit dem weitesten Vertrauen zu den/ geistigen Kräften der großen Welt, die der/ Organisation des Menschen zu Grunde liegt./ Er/ sagte daher, durch's Gemüt finden wir hinter dem/ Naturgeschehen: «Gott», durch den Glauben: «/Christus» und durch die Imagination: «den heiligen/ Geist». Er besaß ein tiefes Gemüt, sein Herz war/

durchgossen von innigster Frömmigkeit und den/ wesentlichsten Anteil an diesem seinem hell/seherischen Blick sehen wir in seiner Frömmigkeit, daraus ging alles hervor, was seine/ Taten als Arzt begleitete. So ist es uns auch/ verständlich, daß er als seine zwei wichtigsten/ Heilmittel die Liebe und die Hoffnung bezeich/nete und untrüglich ergab sich für ihn daraus/ die Art seiner ärztlichen Behandlung, wenn er/ so in voller Liebe und Hingebung alles tat, was/ nach seinen fünf Gesichtspunkten möglich war,/ und in den Erkenntnissen dieser Zusammenhänge/ die Hoffnung hegte, es werde sein Mittel die/ heilende Wirkung haben, die er intuitiv er/schaut hatte. Er lebte ganz mit der Krankheit/ und überhaupt den Zuständen seiner Patient/en, er schaute hellseherisch nach seinen fünf Ge/sichtspunkten, was von außen in den Mensch/en hereingewirkt hatte, was der «innere Alchi/mist» darauf getan hatte. Was dann aus dem gro/ßen/ Geiste der gesamten Natur eindrang auf den/ Kranken, ließ er nicht in abstrakten Begriffen/

auf sich zurückwirken, sondern so, daß es aus/ dem Kranken zu ihm wieder hinabfloß und/ sich bei ihm zu dem zusammendrängte, was/ er als Heilmittel verordnen mußte. Daher/ können wir es verstehen, wie Paracelsus/ tief von der Überzeugung durchdrungen war, daß/ seine ärztliche Tätigkeit ein fortgesetztes Pro/duzieren als Künstler war. Er führte die Stoffe/ über die Natur hinaus zu wirksamen Heilmit/teln, indem er sie dazu formte und zusammen/setzte, höhere Natur in der Natur war seine/ Kunst, seine Intention und seine Alchimie;/ Kunstprodukte schuf er der Natur gegenüber./ In Paracelsus erinnert uns etwas an den/ Goethe'schen Ausspruch: «Wenn die gesunde Natur/ des Menschen als ein Ganzes wirkt, wenn er sich/ in der Welt als in einem großen, schönen,/ würdigen Ganzen fühlt, wenn das harmonische/ Behagen ihm ein reines, freies Entzücken ge/währt, dann würde das Weltall, wenn es sich/ selbst empfinden könnte, als an sein Ziel ge/langt, aufjauchzen und den Gipfel des eigenen/

56.

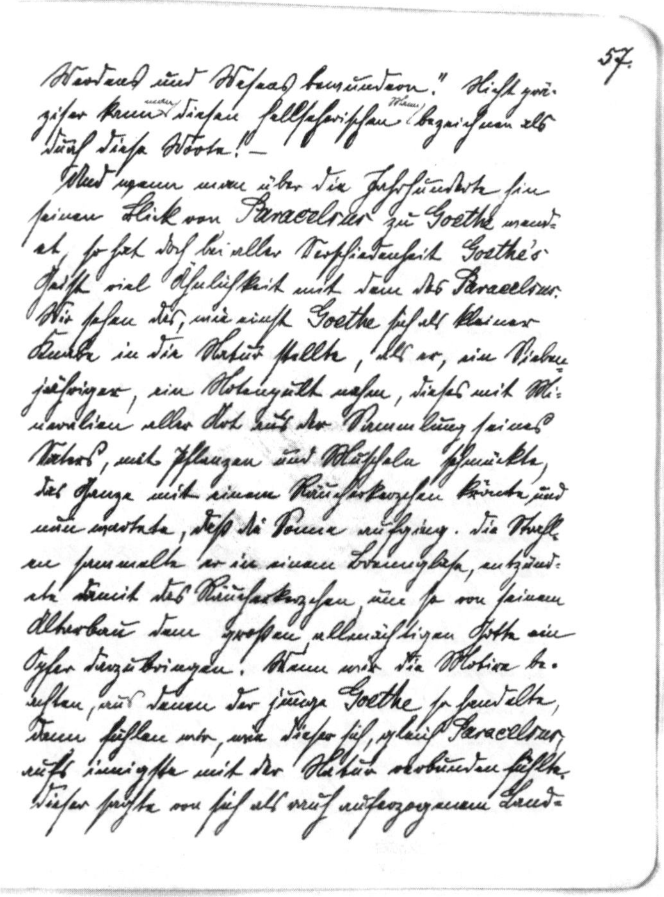

Werdens und Wesens bewundern.» Nicht prä/ziser kann man diesen hellseherischen Mann bezeichnen als/ durch diese Worte! –

Und wenn man über die Jahrhunderte hin/ seinen Blick von Paracelsus zu Goethe wend/et, so hat doch bei aller Verschiedenheit Goethe's/ Geist viel Ähnlichkeit mit dem des Paracelsus./ Wir sehen das, wie einst Goethe sich als kleiner/ Knabe in die Natur stellte, als er, ein Sieben/jähriger, ein Notenpult nahm, dieses mit Mi/neralien aller Art aus der Sammlung seines/ Vaters, mit Pflanzen und Muscheln schmückte,/ das Ganze mit einem Räucherkerzchen krönte und/ nun wartete, daß die Sonne aufging. Die Strahl/en sammelte er in einem Brennglase, entzünd/ete damit das Räucherkerzchen, um so von seinem/ Altarbau dem großen, allmächtigen Gotte ein/ Opfer darzubringen. Wenn wir die Motive be/achten, aus denen der junge Goethe so handelte,/ dann fühlen wir, wie dieser sich, gleich Paracelsus,/ aufs innigste mit der Natur verbunden fühlte./ Dieser sagte von sich als rauh auferzogenem Land/

bewohner, man habe ihn bei jeglichem Wetter/ aus dem Hause geschickt, auch sei er nicht in/ weichen Betten bei Feigen und Weizenbrot,/ sondern bei saurer Milch und grobem Haferbrot/ aufgewachsen. – Bei Goethe finden wir/ eine selten gestörte, immer bald wieder/ erlangte Harmonie auch in seiner Auffas/sung der Natur, die sich vielfach zeigt in/ seiner Tätigkeit als naturwissenschaftlicher/ Forscher auf seiner Reise nach Italien, wo/ er gleich Paracelsus scharf beobachtend durch/ die Lande zog und z.B. über den Huflattich/ nach Hause schrieb, bei dem es ihm unter/ anderem besonders auffiel, wie er sich nach/ dem Wechsel in Klima und Sonne, Standort,/ Bodenart u.s.w. verschiedenartig ausbildete, so/ sieht er aus der Einheit die Mannigfaltigkeit,/ entstehen, wie er dies besonders bei der/ Urpflanze darlegen wollte, aus der er die Viel/fältigkeit der pflanzlichen Naturerscheinung/ entwickelte. So schrieb er denn auch, er möchte/ wohl weiter bis nach Indien reisen, nicht um/

58.

Neues zu entdecken, sondern um der Natur in ihrer stets wechselnden Mannigfaltigkeit nachzugehen. – So lebte in Goethe etwas auf, das in vielfacher Art in der Figur des Paracelsus wiederzufinden ist und wenn Goethe seine Hauptgestalt im Faust verkörpert hat, so verweben sich in diese doch wieder um viele Züge, die den Gedanken wachrufen, als habe, bei der Konzeption des Faust, Goethe unter dem Einfluß der Eigenart des Paracelsus gestanden, trotz großer Verschiedenheit des Faust von dem historischen Paracelsus, der schon vor Abschluß der vierziger Jahre seines Lebens starb, aber bis dahin eine innere harmon/ische Abgeschlossenheit als Schatz in seiner Seele trug, den er aus seinem intimen Verkehr mit der Natur gewonnen; es war nur eine kurze Lebenszeit dieses in sich selten glücklichen Geistes, den seine Forschungsergebnisse und seine Berufstätigkeit mit den ewigen Gründen der Natur verbanden. – Faust beginnt bei Goethe da, wo Paracelsus eben aufhört, aber mit großem Zweifel in all' seinem/ ausgebreiteten Wissen strebt Faust in den/ Jahren seines Lebens, die Paracelsus nicht mehr/ erreichte. Goethe hatte den Faust zum Teil/ so entwickelt, daß er zu jener Seelen-Entwick/elung gekommen war, in welcher Paracelsus/ bei seinem Eindringen in das Wesenhafte der/ Natur stand, als Faust in die Worte ausbricht:/

«Erhab'ner Geist, du gabst mir alles,
Warum ich bat. – Du hast mir nicht umsonst
Dein Angesicht im Feuer zugewendet!
Gabst mir die herrliche Natur zum Königreich,
Kraft, sie zu fühlen, zu genießen. Nicht
Kalt staunenden Besuch erlaubst du nur,
Vergönnest mir in ihre tiefe Brust,
Wie in den Busen eines Freund's, zu schauen.
Du führst die Reihe der Lebendigen
Vor mir vorbei u. lehrst mich meine Brüder
Im stillen Busch, in Luft u. Wasser kennen. u.s.w.»

Also verwandt war er mit dem Leben und Weben der/ Natur, aber trotzdem war Faust's Forschen anders/ als bei Paracelsus; denn von Goethe wird uns/

gezeigt, daß Faust's Erkenntnisse nicht wie die des Paracelsus' stets im unmittelbaren Zusammenhang mit der Natur gewonnen wurden, sondern im Umkreis der Seelenkräfte beschlossen bleiben. Goethe brachte daher im Mephistopheles, ohne ein solches Gegenübertreten zu den Erscheinungen der Natur, eine Gegenüberstellung des Seelischen, sodaß nicht in der Natur das Seelische sondern das Seelische nur im Seelischen gesehen wurde. Und doch können wir im Faust eine starke Verwandtschaft mit Paracelsus erblicken, wenn jener eine lange Zeit die Bibel «unter die Bank» legte und sich von dieser abwandte, wie Paracelsus von den gelehrten Werken des Galen und Avicenna, beide vertrauten ihren eigenen Kräften, um ihren Weg selbst zu finden. So fühlen wir, wie Goethe im Hintergrunde vielfach den Paracelsus und ihn gewissermaßen durch den Faust hindurch erblickt. So z. B. in der Szene, wo Faust mit Wagner in die Frühlingslandschaft hinausgeht und erzählt:

«Mein Vater war ein dunkler Ehrenmann,
   Der über die Natur und ihre heil'gen Kreise

In Redlichkeit, jedoch auf seine Weise,

Mit grillenhafter Mühe sann; u.s.w.»

Da könnte man fast den Paracelsus mit sein/em Vater sprechen sehen. Oder wenn wir lesen,/ wie Faust sich abmüht das «Neue Testament» in/ sein «geliebtes Deutsch» zu übertragen in jene Sprache,/ die ihm aus der Seele quillt, wie auch Para/celsus die von ihm entzifferten Weistümer der/ Natur nicht in das fremdartige Latein einspannen,/ sondern nur im Deutschen wiedergeben will./ Nirgends aber erscheint im Faust der Kampf/ mit der umgebenden Natur in der Richtung/ auf ihre Erkenntnis wie bei Paracelsus, sond/ern im 1. Teil mit moralischen, im 2. Teil/ mit spirituellen, geistigen Mächten. (Homun/culus.) –

Was Faust erreichen wollte, war Paracelsus/ etwas natürlich Gegebenes, der völlig selbstlos/ dachte und handelte; Faust erlangt erst am Ende,/ nach einem selbstsüchtigen Leben, als er blind ge/worden, im Alter die Selbstlosigkeit, wo es/ dann «im Innern leuchtet helle» als er zum Mysti/

ker wird, als ihm der Einblick in das innerste Wesen zu Teil wurde, den Paracelsus Zeit sein/es Lebens aus der äußeren Natur als element/ar spürender Geist herausgefunden hatte. Paracelsus/ war die Abendröte an der Wende des 15. zum sech/zehnten Jahrhundert, die allen deutlich sichtbar leuch/tete, im Faust können wir sie nur im Innern/ suchen, als seelisch wirkende Kraft. Warum konn/te nun Goethe den Faust so schildern, wie es/ geschehen ist? Weil zwischen dem Leben des/ Paracelsus und der Konzeption des Faust/ etwas Eigenartiges in der Menschheits-Entwick/elung eingetreten ist, das die früheren Ver/hältnisse stark verschob und in neue Bahnen/ lenkte. Was Kopernikus und Kepler ent/deckten, hat Paracelsus nicht mehr erlebt, er/ war nur die Abendröte einer Wissenschaft, die/ in ihrer dann eintretenden Morgenröte aus/ dem Sinnlichen in's Übersinnliche getreten war./ Paracelsus drang durch die phänomenale Seite/ der Natur hindurch zum Geist, aber durch Koper/nikus und in seinem Sinne wirkenden Männer/

63.

ist die Menschheit in das Zeitalter der Intel/lektualität, des Denkens hinübergeführt worden,/ das zur Erklärung der Sinnenwelt nicht im Sinne/ der früheren Zeit durch ihren Schleier dringen will,/ sondern Befriedigung in der Erkenntnis der Seele/ sucht. Es müßte daher dazu kommen, daß ein/ Seelisches zum Schauplatz dessen gewählt wurde,/ auf den Goethe seinen Faust stellte, sowie/ ja auch Kopernikus, Kepler, Giordano-Bruno,/ Galilei in gleicher Art arbeiteten, Faust eig/net sich daher als Mystiker dasselbe an, was Pa/racelsus im unmittelbaren Anschauen der/ Natur entnahm. Wie der moderne Mensch auf/ das innere Seelenleben angewiesen ist, das hat/ Goethe im Faust hingestellt. So sucht auch/ die Geisteswissenschaft in tiefen Untergründen/ der Seele, was vom zeitlich Vergänglichen zum/ unendlich Ewigen führen kann. –

Nach Paracelsus trat ein neues Zeitalter wie eine/ Morgenröte auf, welches sagte, wenn wir uns/ an das Nichtsinnliche wenden, so erlangen wir/ eine richtige Vorstellung von unserem Weltsysteme/

70

und so stellte denn als höher gestiegenen Ver/treter dieser Anschauung Goethe seinen Faust/ hin. Die Geisteswissenschaft ist im Weiterschreit/en auf diesem Wege begriffen, der aus dem Schau/platze der Seele in die Geheimnisse der Natur/ führt, und wie Giordano Bruno das blaue/ Firmament der achten Sphäre durch/brach, so durch/bricht jetzt die Geisteswissenschaft die Lebens/grenzen von Geburt und Tod, indem sie die See/le als unendliches Wesen über Raum und Zeit/ hinausreichend erkennen läßt. – Goethe wirkt/ also wie jemand, der uns den Anfang eines richt/igen Weges weist, indem er uns im Faust/ ein Bild vor Augen stellte, auf den uns die/ Erinnerung an Paracelsus hinführt, um ihn/ erst recht verstehen zu können.

So werden einzelne Menschen hineingestellt in/ die Fortentwickelung der Welt und so muß/ auch heute der Mensch wiederum neue Wege be/schreiten, damit er in seinen Erkenntnissen die/ Harmonisierung seiner Seelenkräfte finden/ kann, über Paracelsus und Faust hinaus. –

Von solchen Beziehungen ausgehend fühlt man immer tiefer die innere Verwandtschaft zwischen Paracelsus und Goethe, besonders in des letzteren Worten: «Wenn die gesunde Natur des Menschen als ein Ganzes wirkt, wenn er sich in der Welt als in einem großen, schönen, würdigen Ganzen fühlt, wenn das harmonische Behagen ihm ein reines, freies Entzücken gewährt, dann würde das Weltall, wenn es sich selbst empfinden könnte, als an sein Ziel gelangt, aufjauchzen und den Gipfel des eigenen Wesens und Werdens bewundern.» – Im Mensch/en als in einem Mikrokosmos sucht und sieht Goethe, wie auch Paracelsus das gesamte Wirk/en der großen Welt, des Makrokosmos. –

Beim Zurückfahren vom Geburtshaus des Paracel/sus in Maria-Einsiedeln wird man auf dem Wege über Tal und Hügel gehörig durchgerüttelt, so kommt einem dadurch leiblich die knorrige Eigenart des Paracelsus recht zum Bewußtsein, neben dem beim Herannahen an die Wallfahrts/kirche auch die Erinnerung an Goethe wieder auftauchte.

72

[Handwritten manuscript page — German Kurrentschrift]

Symbolisch schien sich mir in der äußerlich klein/aussehenden Kirche von Maria-Einsiedeln/ sobald man das Innere richtig auf sich wirken/ läßt und den geschmackvollen Innenraum/ in seiner Art entsprechend zu würdigen versteht,/ der Geist des Großen zu manifestieren. Einst stand auch Goethe/ in diesem stimmungsvollen Raume, in/ dieser kleinen und doch großen Kirche, die wie/ ein Mikrokosmos im Makrokosmos auch/ den Menschen als ein Abbild der großen Welt/ dem sinnenden Beschauen vor Augen führte./ In seinen Worten empfand ich dieses und konn/te mir vorstellen,/ wie Goethe an dieser Stätte,/ wo Paracelsus oft gestanden, die Grund/empfindung vom Entsprechen des Makrokos/mos und Mikrokosmos im Menschen zum klaren/ Ausdruck in sich werden fühlte. Das zeigt/ uns der Weg von Paracelsus zu Goethe; die/ beiden Grenzpunkte dieses Weges, der abglänz/ende Abendstern und die aufgehende Sonne/ der neuen Zeit weist uns hin auf eine tief/gehende Ähnlichkeit zwischen den Seelen der/

beiden Männer als ein lebendiger Protest/ gegen äußerliches, ungeistiges, nichtspiri/tuelles Ergreifen der Dinge, von dem Goethe/ im Faust sagt, d. h. bezeichnender Weise den/ Mephisto sagen läßt:

«Wer will was Lebendiges erkennen und beschreiben,

Sucht erst den Geist herauszutreiben,

Dann hat er die Teile in seiner Hand.

Fehlt, leider! nur das geistige Band.

Encheiresin naturae nennt's die Chemie,

Spottet ihrer selbst und weiß nicht wie.»

Solches gehört auch als lebendiger Protest gegen/ das Übersehen des Ganzen bei dem Betrachten/ der Teile zu dem Charakter des Paracelsus./ An Stelle der Schlußworte hatte Goethe in der/ früheren Bearbeitung des Faust geschrieben:/

«Bohrt sich einen Esel und weiß nicht wie.»

Paracelsus wie Goethe verurteilten eine solche/ Naturbetrachtung, beide beseelte die andere/ Tendenz, die sich in Anlehnung an die Worte/ des Mephisto übertragen ließe in die Fassung:/

74

69.

«Wer will was Lebend'ges erkennen,
Such in der Tiefe den Geist zu ergründen!
Und hat er die Teile in der Hand,
Sieht er des Geisteslicht's einz'ges Heil im geistigen Band,
Das zusammenhält, was sonst sich nicht selbst,
Auch nicht die Geheimnisse des Weltalls erkennt.»

Nach eigener Niederschrift: München, 6.12.11.
Haase.

Ueber Paracelsus.

Oeffentlicher Vortrag von Dr. Rudolf Steiner.

Leipzig 12. Oktober 1906.

So wie der Mensch unter seinen Zeitgenossen für trauliches Denken &
Empfinden Gleichgesinnte sucht, ebenso befriedigt es ihn, sich mit Grössen
des Geisteslebens zu beschäftigen, die der Vorzeit angehören. Die theosophische Weltanschauung gibt noch nicht Gelegenheit dazu, - aber man fängt
doch an, sich damit zu beschäftigen. Noch ist sie eine junge Geistesbewegung.

Einer, der den theosophischen Anschauungen so nahe wie möglich kommt, ist
Paracelsus. Er lebte im 15ten & 16ten Jahrhundert & war Naturforscher & Arzt.
Er vereinigte in sich die Weisheit & die Erkenntnisse seiner Zeit, & kann
heute noch Leuchte & Lehrer sein. Er ist ungerecht kritisiert & ist verleumdet worden, - er sei ein Ausschweifling gewesen, & hätte mehr Freude an
Weingenuss & Wirtshaus als in seinem Beruf gefunden. Wer sich aber einlässt,
ihn zu studieren, der erkennt in ihm den weisesten & unerschrockensten
Vorkämpfer einer hohen Geistesrichtung. Er lebte von 149 3 - 1541, also in
einer Zeit, in welcher die Ideen des Mittelalters der Morgenröte neuer Anschauungen zu weichen begannen. Die heutige Wissenschaft versteht ihn noch
nicht; sie hatte bisher materialistische Richtung; auch das brachte Grosses.
Die Menschheit musste sich beschränken auf das Aeusserliche in der Welt.-
Heute, wo wir eben daran sind, über die Zweifel & das Nichtwissen weit hinaus zu gehen, ist es anders.-

Er lebte seinem Wahlspruch gemäsz: "Niemand soll eines anderen Knecht
sein, der für sich selber kann bleiben allein." Nach diesem Spruche erforschte er alles, was ihm für das Erforschen der geistigen Untergründe der Dinge
zugänglich war. Aber alles, was er erforschte, stellte er in den Dienst der
Arzneikunde & der Gesundheitspflege der Menschheit. Helfen zu können, war
sein Streben. -

ÜBER PARACELSUS

(Leipzig, 12.Okt.1906).

So wie der Mensch unter seinen Zeitgenossen für trauliches
Denken und Empfinden Gleichgesinnte sucht, ebenso befriedigt es
ihn, sich mit Grössen des Geisteslebens zu beschäftigen, die der
Vorzeit angehören. Die theosophische Weltanschauung gibt noch
nicht Gelegenheit dazu, aber man fängt doch an, sich damit zu
beschäftigen. Noch ist sie eine junge Geistesbewegung.

Einer, der den theosophischen Anschauungen so nahe wie
möglich kommt, ist P a r a c e l s u s . Er lebte im 15▼ und
16. Jahrhundert und war Naturforscher und Arzt. Er vereinigte
in sich die Weisheit und Erkenntnis seiner Zeit und kann heute
noch Leuchte und Lehrer sein. Er ist ungerecht kritisiert und
ist verleumdet worden, er sei ein Ausschweifling gewesen und
hätte mehr Freude an Weingenuss und Wirtshaus als in seinem Beruf gefunden. Wer sich aber einlässt, ihn zu studieren, der erkennt in ihm den weisesten und unerschrockensten Vorkämpfer
einer hohen Geistesrichtung. Er lebte von 1493 bis 1541, also
in einer Zeit, in welcher die Ideen des Mittelalters der Morgenröte neuer Anschauungen zu weichen begannen. Die heutige
Wissenschaft versteht ihn noch nicht, sie hatte bisher materialistische Richtung. Auch das brachte Grosses. Die Menschheit
musste sich beschränken auf das Äusserliche in der Welt. Heute,
wo wir eben daran sind, über die Zweifel und das Nichtwissen
weit hinauszugehen, ist es anders. -

Paracelsus lebte seinem Wahlspruch gemäss: "Niemand soll
eines anderen Knecht sein, der für sich selber kann bleiben
allein". Nach diesem Spruche erforschte er alles, was ihm für
das Erforschen der geistigen Untergründe der Dinge zugänglich
war. Aber alles, was er erforschte, stellte er in den Dienst der
Arzneikunde und der Gesundheitspflege der Menschheit. Helfen zu
können, war sein Streben. Wie war der Zustand der damaligen Heilkunst? Sie stand ganz unter dem Eindruck mittelalterlicher Arzneikunde, (Galen), sie war ausgeartet. Mit trivialen Mitteln
suchte man der Krankheit beizukommen, und drollig schildert er,
wie der damalige Arzt nur einige Regeln kannte und sie

Textvergleiche

<table>
<tr><td>Handschrift J. Haase
(s. S. 52-53)</td><td>GA 61 (1983): Menschengeschichte im Lichte
der Geistesforschung (S. 113-114)</td></tr>
</table>

In Basel kam ein eigenartiges und folgenschweres Ereignis zum Austrag; Paracelsus heilte einen Kanonikus: Lichtenfels von einem schweren, schmerzhaften Übel und hatte sich für den Fall der Heilung ein Honorar von 100 Talern ausbedungen. Der Leidende nahm die ihm von Paracelsus verordneten Heilmittel dreimal, wurde dann gesund, wollte aber, wie er meinte für eine solch' einfache Leistung die Summe nicht zahlen. Da (S. 53) wurde denn Paracelsus «recht wild und schickte lose Zettel in der ganzen Stadt herum»; der Rat der Stadt aber ließ ihm sagen, wenn er nach solchen Schmähungen des hochverehrten Kanonikus nicht in einer halben Stunde die Stadt verlassen habe, so würde man ihn in's Gefängnis stecken, Paracelsus entwich daher unter dem Schutze der Dunkelheit aus der Stadt.

So war ihm zum Beispiel auch das folgende passiert. Als er in Basel war, denn er wurde später, auch wie durch eine Art Irrtum, als Stadtarzt nach Basel berufen, hatte er manche berühmte Kur ausgeführt. Da wurde er einmal zu einem Kanonikus Lichtenfels gerufen, der eine Krankheit hatte, die niemand heilen konnte. Paracelsus hatte sich ein Honorar von hundert Talern ausbedungen, wenn er ihn heilen würde; der Kanonikus war damit einverstanden. Paracelsus gab ihm dann das betreffende Heilmittel, und nach drei, vier Malen war die Krankheit geheilt. (S. 114) Da meinte der Kanonikus, wenn das so leicht gegangen sei, dann bezahle er auch nicht die hundert Taler, – und Paracelsus hatte das Nachsehen. Er verklagte sogar, um ein Exempel zu statuieren, den Kanonikus, bekam aber von dem Basler Gericht unrecht: er solle seine Taxe einhalten. Darauf hatte er dann, wie es hieß, böse Zettel gegen das Gericht und besonders gegen den Kanonikus verteilen lassen. Das machte böses Blut. Dann machte ihn ein Freund darauf aufmerksam, daß sein Aufenthalt in Basel ein unsicherer sei. Und nun floh er bei Nacht und Nebel aus Basel. Wäre er eine halbe Stunde später aus den Toren der Stadt hinausgegangen, so wäre er ins Gefängnis gekommen.

①

Er stellte zunächst folgenden Gesichtspunkt auf: 1.) Man muß die ganze große Welt, den Makrokosmos in seiner Erscheinung begreifen können und verstehen, wie sich der Mensch als Mikrokosmos, als Einzelheit hineinstellt, wie die Luft zur Lunge, das Licht zum Auge in Beziehung steht, wie dasselbe draußen wirkt und drinnen im Menschen, alles was draußen kraftet, finden wir auch mit seinen Gesetzen im Menschen. Daher muß man aufsuchen, was den Menschen gesund und krank machen kann im Makrokosmos, vor allem als Angehörigen des Erdenplaneten, als eines großen Organismus, in welchem der Mensch ein Glied vorstellt.

Was er gewonnen hat in Einsicht, das können wir, wenn wir es kurz andeuten wollen, in folgender Weise darstellen. Er sagte: Der Mensch, wie er vor uns als gesundes und krankes Wesen steht, ist nicht ein einzelnes Wesen, eine einzelne Art, sondern ist hineingestellt in die ganze große Natur. Und was im Menschen geschieht als gesunde oder kranke Erscheinung, das kann man in einer gewissen Hinsicht nur beurteilen, wenn man alle Einwirkungen kennt, die von der großen Welt, vom Makrokosmos ausgehen, um den Menschen in ihre Kreise zu ziehen. – So erschien ihm der Mensch zunächst wie ein einzelnes Wesen in der ganzen großen Welt, im Makrokosmos. Das war die eine Richtung, wie er den Menschen betrachtete. Und er sagte sich nun weiter: Wer beurteilen will, wie alle die Erscheinungen, die sonst draußen in Wind und Wetter, im Auf- und Untergehen der Sterne und so weiter sich abspielen, gleichsam die menschliche Natur durchströmen, in sie hereinspielen, der muß sich eine intime Erkenntnis von alledem verschaffen, was in der großen Natur draußen vorgeht. – Weil Paracelsus sich nicht auf das spezielle Wissen vom Menschen beschränkte, sondern den hellseherisch erkennenden Blick schweifen ließ über den ganzen Makrokosmos, auf Physik, Astronomie, Chemie, und alles zusammennahm, dessen er habhaft werden konnte, war für ihn der Mensch ein Teil des Makrokosmos.

79

2.) Sodann sagte er: Trotzdem der Mensch einzugliedern ist in die Kette der Naturerscheinungen, ist er doch ein in sich abgeschlossenes Wesen. Die Kräfte der gesamten Natur konzentrieren sich im Menschen, können ihn aber doch nicht ohne weiteres dazu führen, daß er sich von den äußeren Naturkräften und -wesen abschließt. Das aber rührt (S. 57) daher, sagte Paracelsus, daß der Mensch in sich einen lebendigen Baumeister, einen «archäus» hat, der ihn förmlich herausreißt aus der gesamten Natur und ihm seine eigenartige Konfiguration gibt. – Paracelsus wollte so dem nachgehen, was der Mensch von den äußeren Einflüssen aufnimmt, um sie dann in sich zu verarbeiten und brachte solche elementare Anschauungen zu höchstem Ausdruck hinauf. Ihm ist es das Wichtigste, worüber nicht viel gesagt wird: Wenn der Mensch z. B. Brot und Früchte ißt, so sagte er, verwandelt der archäus das im Menschen zum zu Fleisch, zu den verschiedenartigen Organsubstanzen, als innerer Alchimist, und je nachdem dieses geschieht werden die äußeren Stoffe zu gesunden, brauchbaren Körpersubstanzen oder zu Gift. Er untersuchte sodann diese Umwandlung, die unbewußte Kunst dieses Wesens und stellte eine bestimmte Art von Krankheiten unter diesen Gesichtspunkt.

¶Daneben aber erschien ihm der Mensch als ein im hohen Grade selbständiges Wesen, indem er die Substanzen des Makrokosmos verarbeitet und durch die Art, wie er sie verarbeitet, entweder im Zusammenhange oder im Gegensatze mit dem Makrokosmos lebt. Insofern der Mensch ein Teil des Makrokosmos ist, betrachtet Paracelsus diesen Menschen als den untersten, primitivsten, rein physisch-leiblichen Menschen. Aber insofern der Mensch doch eine gewisse Summe, (S. 110) einen gewissen Kreislauf von Substanzen und Kräften in seine Organisation herein empfängt und sich selbständig entwickelt, sich selbständig in ihnen betätigt, sah Paracelsus in dem Menschen wie eingespannt etwas, was er den «Archaeus» nennt, was ihm wie ein innerer Werk- und Baumeister war, was er auch den «inneren Alchimisten» nannte. Und er macht darauf aufmerksam, was man vielleicht heute nicht mehr als besonders bedeutsam empfindet, was er aber als tief geheimnisvoll und aufklärend erkannte, wie dieser innere Baumeister, dieser innere Alchymist, das umändert, was äußere Stoffe sind, die gar keine Ähnlichkeit haben mit dem, was der Mensch als Stoff im Innern braucht, wie er umändert Milch und Brot in Fleisch und Blut. Das erschien ihm als großes Rätsel. Darin sprach sich aus, was er als den inneren Alchymisten arbeiten sah, der sich entweder harmonisch in das Weltall einfügt, oder sich in einen Gegensatz dazu stellt. Das war ihm der Mensch in einer zweiten Richtung, der einen solchen inneren Alchymisten in sich haben kann, der entweder die Substanzen zu Giften werden läßt, die den Organismus zerstören, oder zu jenen Mitteln, die den Organismus in entsprechender Weise entwickeln und zur Entfaltung bringen.

③

3.) Als dritten Hauptsatz stellte er auf: Das in diesem Sinne Eingegliederte ist zusammenorganisiert (S. 58) aus vielen Gruppen einzelner Organe und selbständig: «Der Mensch ist eine ganze kleine Welt, ein Mikrokosmos als Abbild des Makrokosmos.» Er kam also darauf, daß da draußen in den kosmischen Verhältnissen der großen Weltenkörper etwas gegeben sei, das dem Mikrokosmos des Menschen entspricht, so z. B. wie Sonne und Mond sich verhält so verhalte sich innerlich das Herz zum Gehirn; man müsse also beide in ihrer Eigenart und gegenseitigen Zusammenhängen studieren und in ihrer Wirksamkeit auf den Menschen übertragen, ebenso Saturn und Jupiter in ihren Bewegungen, Größen- und Lichtverhältnissen transformieren auf Leber und Milz des Menschen, als deren mikrokosmisches Abbild. So konstruierte er als Abbild des äußeren großen Sternenhimmels einen innerlichen Himmel aus den Organen

¶Dann unterschied er ein drittes: das, was der Mensch ist, abgesehen von aller äußeren Welt. Da fand Paracelsus etwas, worauf auch schon hier hingedeutet werden konnte, daß der Mensch in seiner ganzen Organisation so beschaffen ist, daß in dem Zusammenwirken der Kräfte und Organe eine kleine Welt, ein Mikrokosmos, ein Abbild der großen Welt vorhanden ist. Wohl gemerkt: das ist etwas anderes für Paracelsus als der erste Gesichtspunkt. Nach dem ersten Gesichtspunkt ist der Mensch, insofern die Ströme der Natur durch ihn hindurchgehen, ein Teil der Natur. Insofern bei seinem dritten Gesichtspunkt die einzelnen Teile der Natur zusam (S. 111)menwirken, findet er in dem, was Blut- und Herzsystem ist, was Nerven- und Gehirnsystem ist, was Wechselwirkung zwischen Blut und Herz und zwischen Nerven und Gehirnsystem ist, ein Abbild dessen, was draußen in der Natur wie bildlich dargestellt wird in dem gegenseitigen

81

des Menschen; das dynamisch-differenzierte Energetische im Menschen dachte er so zusammen, nichts hielt er für getrennt, sondern alles in lebendiger Wechselwirkung. Interessant ist, (S. 59) wie er das, was ihn so als Wirkung eines inneren sinnlichen Systems, nicht als grobe Wechselwirkung der aufgenommenen Nahrung erschien, in derber Sprache verteidigte: O, die verstehen nichts, die da glauben, daß die Nahrungsmittel im Innern nach ihrer chemischen Konstitution, gewissermaßen nur in Fortsetzung ihrer äußeren chemischen Kräfte wirken; denn das wäre ja ungefähr ebenso, als wenn man die Pflanze als eine Wirkung des Mistes ansehen würde, verglichen mit der lebendigen Konfiguration der im Menschen tätigen Organe. So sehen wir, wie ihm die zusammenwirkenden Organe wie die Dynamik eines komplizierten Uhrwerks erscheinen und Paracelsus sagt: «Der Mensch kann also ‹gekränkt› werden, je nachdem der innere Alchimist bereitet das Geistige oder Ungeistige, bei normalem, oder anomalem [sic!] Zusammenwirken der Organe, auch ohne äußere Ursachen!»

Verhältnis von Sonne und Mond. Und in den andern Organen findet er ein inneres Himmelreich, ein inneres Weltgebäude. Das äußere Weltgebäude ist ihm wie ein großes Symbol, das sich im Menschen wie eine kleine Welt wiederholt. Und in einer Unordnung, die in dieser kleinen Welt auftreten kann, sieht er eine dritte Art und Weise, wie der Mensch krank werden kann.

④

4.) Viertens sagt Paracelsus als Grundanschauung: Die Seele erkrankt durch ihre eigenen Leidenschaften und (S. 60) Gemütsbewegungen, mit ihm als Nachwirkung auch der Organismus.

Einen vierten Gesichtspunkt sah er in dem, was in Leidenschaften, Seelenregungen, Begierden, Trieben vorhanden ist, die über ein gewisses Maß hinausgehen, zum Beispiel in Zorn und Wut, was dann wieder zurückwirkt auf die körperliche Organisation.

Handschrift J. Haase (s. S. 56-60)	GA 61 (1983): *Menschengeschichte im Lichte der Geistesforschung* (S. 109-111)

5.) Endlich als fünften Gesichtspunkt: Die Vollständigkeit der Arzneiwissenschaft ist ihm dadurch erst gegeben, daß der Mensch in seiner Krankheit angesehen werden muß als jemand, der unter seinem Schicksal leidet (Karma.), unter etwas, das ihn geistig überragt, das eingreift in den geistigen Mikrokosmos aus dem geistigen Makrokosmos, sodaß ersterer völlig unter der Einwirkung des letzteren steht.

Und endlich sah er noch einen fünften Gesichtspunkt, der heute schon gar nicht zugegeben wird, in der Art und Weise, wie der Mensch eingegliedert ist in den Verlauf der Welt, und wie ihm aus dem ganzen Laufe der geistigen Entwickelung die Krankheitsursachen kommen können.

Zu dieser Ausgabe

Diese beiden öffentlichen Vorträge werden hier als Erstdruck herausgegeben. Der erste wurde unter dem Titel «Von Paracelsus zu Goethe», der zweite unter dem Titel «Paracelsus» von Rudolf Steiner gehalten.

Von dem **ersten Vortrag** (19.11.1911) liegt eine Handschrift in Sütterlin von Josef Haase (s. Faksimiles S. 43-75) vor, die hier zugrunde gelegt wird. Haase schreibt: «Nach eigener Niederschrift: München, 6.12.11.» In Hans Schmidt, *Das Vortragswerk Rudolf Steiners*, 1978, S. 176, ist der Vortrag durch ein Dreieck gekennzeichnet, das besagt: keine Nachschrift oder Notizen erhalten!

Im Vortrag in Berlin am 16. November 1911 zum gleichen Thema, gedruckt in GA 61, ist die Gewohnheit von Walter Vegelahn zu bemerken, das Vorgetragene zu erweitern und zu erläutern. Obwohl es sich um zwei verschiedene Vorträge handelt, sind sie im Aufbau einander so ähnlich – sie liegen zeitlich nur drei Tage auseinander –, dass ein Textvergleich (s. S. 78-83) dienlich sein kann.

Unter dem Titel «Von Paracelsus zu Goethe» hat Rudolf Steiner noch folgende öffentliche Vorträge gehalten: in Leipzig, 6. November 1911 (lt. Hans Schmidt keine Nachschrift erhalten) und in Winterthur, 13. Januar 1912 (gedruckt in: *Beiträge zu einer Erweiterung der Heilkunst nach geisteswissenschaftlichen Erkenntnissen,* Jg. 1957, Heft 3/4).

Als Vorlage für den **zweiten Vortrag** (12.10.1906) dient eine in zweifacher Ausfertigung vorliegende Nachschrift (s. Faksimiles S. 76-77), die notizartigen Charakter trägt. Rudolf Steiner hat 1906 zwei weitere öffentliche Vorträge unter dem Titel «Paracelsus» gehalten: in Berlin, 26. April 1906 (gedruckt in GA 54) und in Leipzig, 2. Mai 1906 (lt. Hans Schmidt keine Nachschrift erhalten).

Die *Faust*-Zitate sind aus: *Goethe's Werke. Vollständige Ausgabe letzter Hand,* Stuttgart/Tübingen 1827-1835.

Alle genannten Klartextnachschriften zu den beiden Vorträgen können in vollem Umfang auf der Webseite der *Rudolf Steiner Ausgaben* eingesehen werden.

Die Vorträge von Rudolf Steiner

Rudolf Steiner hat vor den unterschiedlichsten Menschengruppen einige tausend Vorträge gehalten, davon viele öffentlich. Um möglichst genau zu erfahren, was Rudolf Steiner gesagt hat, ist eine gewissenhafte Prüfung der überlieferten Unterlagen und eine Vertrautheit mit Steiners Denk- und Sprechweise erforderlich.

Bis 1915/16 haben verschiedene Zuhörer die Vorträge stenografiert. Mit der Redaktion hat Marie Steiner in der Regel Walter Vegelahn beauftragt. Vegelahn hat die Klartextnachschriften sehr stark erweitert. Seine Redaktion liegt zahlreichen Bänden der Rudolf Steiner Gesamtausgabe zugrunde. Die *Rudolf Steiner Ausgaben* gehen demgegenüber auf die ursprünglichen Klartextnachschriften zurück, soweit diese ihnen vorliegen.

Ab 1915/1916 wurde eine Berufsstenografin, Helene Finckh, mit dem Stenografieren beauftragt. Ihre Stenogramme gelten als dem von Rudolf Steiner gesprochenen Wort treu und ihre Übertragung wiederum als dem Stenogramm entsprechend. Um dieses Letzte zu prüfen, wäre ein Vergleich der Klartextnachschriften mit den Stenogrammen nötig. Diese besitzt die Rudolf Steiner Nachlassverwaltung, die einen Vergleich mit den Stenogrammen Außenstehenden nicht gestattet. Wir hoffen auf einen Sinneswandel der Verantwortlichen, wodurch im Internet allen Menschen der Zugang zu den Stenogrammen ermöglicht wird.

Die *Rudolf Steiner Ausgaben* sind bestrebt, wissenschaftliche Genauigkeit mit allgemeiner Zugänglichkeit zu verbinden. Ein Beispiel dafür ist die Handhabung von Wörtern, die heute ungebräuchlich sind oder eine andere Bedeutung angenommen haben. Ersetzungen werden mit einem hochgestellten kleinen Kreis (°) kenntlich gemacht – z. B. Frau° für Weib. Am Ende des Textes findet der Leser die Liste der ersetzten Worte. Fremd- oder schwer verständliche Wörter werden zuweilen auch in Klammern «übersetzt» – z. B. Parenthese (Klammer).

Als Rudolf Steiner die Theosophische Gesellschaft verlassen musste, gab er die Anweisung, dass in seinen Vorträgen «Theosophie» und «theosophisch» durch «Anthroposophie» und «anthroposophisch» ersetzt werden. Geisteswissenschaft war für ihn vor allem Leben, und um dem Leben zu dienen, muss man in Bezug auf die Terminologie beweglich bleiben. Immer wieder betonte er, dass die Terminologie reines Mittel zum Zweck ist.

Mensch- und Erdentwicklung

7 planetarische Zustände der Erde	1. Saturn-, 2. Sonnen-, 3. Mond-Erde, 4. Erde (jetziger Planet), 5. Jupiter-, 6. Venus-, 7. Vulkan-Erde
7 geologische Epochen der jetzigen Erde	1. Polarische, 2. hyperboräische, 3. lemurische, 4. atlantische Erdepoche 5. nachatlantische (die jetzige), 6., 7. Erdepoche
7 Kulturperioden der «nach-atlantischen» Zeit (je 2160 J.)	1. Indische, 2. persische, 3. ägypt.-chaldäische, 4. griech.-römische Kulturper. (747 v.–1413 n.Chr.); 5. unsere Kulturper. (1413–3573 n.Chr.), 6., 7. Kulturper.

Das Wesen des Menschen

3 Körper-Hüllen:	1. Physischer Körper, 2. Ätherleib, Bildkräfteleib, 3. Astralleib
3 Seelen-Kräfte:	1. Empfindungsseele, 2. Gemüts- oder Verstandesseele, 3. Bewusstseinsseele
3 Geistes-Glieder:	1. Geistselbst (höheres Ich), 2. Lebensgeist, 3. Geistesmensch
Aus 9 wird 7:	1. Physischer Leib, 2. Ätherleib, 3. Astralleib, 4. Ich, 5. Geistselbst, 6. Lebensgeist, 7. Geistesmensch

Dreiheit in Mensch und Welt

Geistige Wesen:	Luzifer	Christus	Ahriman
Evangelium:	Diabolos	Streben nach Gleich-gewicht	Satanas
Geistig:	Spiritualismus		Materialismus
Seelisch:	Schwärmerei		Pedanterie
Physisch:	Entzündung		Sklerose
Moralisch:	hemmend	fördernd	hemmend

Naturelemente

Ätherwelt:	Wärmeäther	Lichtäther	Ton-/Zahlenäther	Lebensäther
Phys. Welt:	Wärme	Luft	Wasser	Erde
Unternatur:	Schwerkraft	Elektrizität	Magnetismus	Atomkraft
Naturgeister:	Salamander	Sylphen	Undinen	Gnome

Stufen der Einweihung

1. Imagination:	Bilder sehen – in der Akasha-Chronik (Ätherwelt)
2. Inspiration:	Worte hören – in der Seelenwelt (Astralwelt)
3. Intuition:	Wesen erkennen – in der geistigen Welt (Devachan)

Rudolf Steiner (1861-1925) hat die moderne Naturwissenschaft durch eine umfassende Wissenschaft des Übersinnlich-Geistigen ergänzt. Seine «Anthroposophie» ist in der heutigen Kultur eine einzigartige Herausforderung zur Überwindung des Materialismus, dieser leidvollen Sackgasse der Menschheitsentwicklung.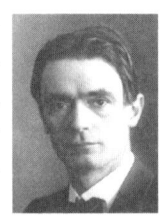

Steiners Geisteswissenschaft ist keine bloße Theorie. Ihre Fruchtbarkeit zeigt sie vor allem in der Erneuerung verschiedener Bereiche des Lebens: der Erziehung, der Medizin, der Kunst, der Religion, der Landwirtschaft, bis hin zu einer gesunden Dreigliederung des ganzen sozialen Organismus, in der Kultur, Rechtsleben und Wirtschaft genügend voneinander unabhängig gestaltet werden und sich dadurch gesund entfalten können.

Von der etablierten Kultur ist Rudolf Steiner bis heute im Wesentlichen ignoriert worden. Dies vielleicht deshalb, weil viele Menschen vor der Wahl zwischen Macht und Menschlichkeit, zwischen Geld und Geist, zurückschrecken. In dieser Wahl liegt jene innere Erfahrung der Freiheit, die vor zweitausend Jahren allen Menschen möglich gemacht wurde und die zu einer zunehmenden Scheidung der Geister in der Menschheit führt.

Die Geisteswissenschaft Rudolf Steiners kann weder ein elitäres noch ein Massenphänomen sein: Einerseits kann nur der einzelne Mensch in seiner Freiheit dazu Stellung nehmen und sie ergreifen, andrerseits kann dieser Einzelne in allen Schichten der Gesellschaft und in allen Völkern und Religionen der Menschheit seine Wurzeln haben.